资助项目：上海市徐汇区科普惠民项目（项目编号：xhkpHM-2024037），复旦大学附属中山医院2024年医学人文和思政调研课题（项目编号：SZ2024-7）

新药之窗：临床研究的奇迹与机遇

刘 梁 施国明 余一祎 ◎ 主编

中国纺织出版社有限公司

图书在版编目（CIP）数据

新药之窗：临床研究的奇迹与机遇 / 刘梁，施国明，余一祎主编 . -- 北京 ： 中国纺织出版社有限公司，2025.5. -- ISBN 978-7-5229-2460-1

Ⅰ．R97

中国国家版本馆 CIP 数据核字第 2025Q4D120 号

责任编辑：范红梅　　责任校对：王蕙莹　　责任印制：王艳丽

中国纺织出版社有限公司出版发行

地址：北京市朝阳区百子湾东里 A407 号楼　邮政编码：100124

销售电话：010—67004422　　传真：010—87155801

http://www.c-textilep.com

中国纺织出版社天猫旗舰店

官方微博 http://weibo.com/2119887771

天津千鹤文化传播有限公司印刷　各地新华书店经销

2025 年 5 月第 1 版第 1 次印刷

开本：880×1230　1/32　印张：9

字数：189 千字　定价：68.00 元

凡购本书，如有缺页、倒页、脱页，由本社图书营销中心调换

编委会

主　编　刘　梁　施国明　佘一祎
副主编　韦素兰　苏前敏　甘　露　许蜜蝶
编　委　唐　政　复旦大学附属中山医院
　　　　　　张　岚　复旦大学附属中山医院
　　　　　　苑　洁　复旦大学附属中山医院
　　　　　　汪　灏　复旦大学附属中山医院
　　　　　　黄丽红　复旦大学附属中山医院
　　　　　　朱梓嫣　复旦大学附属中山医院
　　　　　　沈志云　复旦大学附属中山医院
　　　　　　陈佳慧　复旦大学附属中山医院
　　　　　　鲍　雯　复旦大学附属中山医院
　　　　　　邹周平　复旦大学附属中山医院
　　　　　　刘　璐　复旦大学附属中山医院
　　　　　　孙奉昊　复旦大学附属中山医院
　　　　　　陈　贞　复旦大学附属中山医院
　　　　　　王静远　复旦大学附属中山医院

王正林	复旦大学附属中山医院
石　林	复旦大学附属中山医院
马元吉	复旦大学附属中山医院
张春瑜	复旦大学附属中山医院
许　诺	复旦大学附属中山医院
刘　梁	复旦大学附属中山医院
施国明	复旦大学附属中山医院
余一祎	复旦大学附属中山医院
韦素兰	复旦大学附属中山医院
甘　露	复旦大学附属中山医院
马思宁	复旦大学附属中山医院
尹　胜	复旦大学附属中山医院
刘歆阳	复旦大学附属中山医院
刘　醒	复旦大学附属中山医院
葛潇潇	复旦大学附属中山医院
向礼兵	复旦大学附属中山医院
黄怿寅	复旦大学附属中山医院
齐志鹏	复旦大学附属中山医院
李广彬	复旦大学附属中山医院
戴辰晨	复旦大学附属中山医院
吴志峰	复旦大学附属中山医院
张子寒	复旦大学附属中山医院
朱宇莉	复旦大学附属中山医院

白峻松	复旦大学附属中山医院
许振宇	复旦大学附属中山医院
陈　颢	复旦大学附属中山医院
申　锋	复旦大学附属中山医院
王志明	复旦大学附属中山医院
陈佳艳	复旦大学附属肿瘤医院
李清国	复旦大学附属肿瘤医院
陈　杰	复旦大学附属肿瘤医院
史荣亮	复旦大学附属肿瘤医院
渠　宁	复旦大学附属肿瘤医院
牛小爽	复旦大学附属肿瘤医院
邓家营	复旦大学附属肿瘤医院
胡志皇	复旦大学附属肿瘤医院
李桂超	复旦大学附属肿瘤医院
宁周雨	复旦大学附属肿瘤医院
许蜜蝶	复旦大学附属肿瘤医院
来松涛	复旦大学附属肿瘤医院
李　娟	复旦大学附属肿瘤医院
刘文生	复旦大学附属肿瘤医院
刘梦奇	复旦大学附属肿瘤医院
何新红	复旦大学附属肿瘤医院
董昌盛	上海中医药大学龙华医院
许亚萍	同济大学附属上海市肺科医院

谢　莹	海军军医大学第二附属医院
苏前敏	上海工程技术大学
丰　仪	博世（中国）投资有限公司
严秀红	湖北航天医院
韦栋平	温州医科大学附属第一医院
胡群超	上海交通大学医学院附属同仁医院
苏志敏	复旦大学附属中山医院厦门医院
李　芳	复旦大学附属中山医院厦门医院
张秀萍	复旦大学附属中山医院厦门医院
甘荷霞	复旦大学附属中山医院厦门医院
程莉莎	复旦大学附属中山医院厦门医院
林彧夫	复旦大学附属中山医院厦门医院
江佳娜	复旦大学附属中山医院厦门医院
杨杰斌	复旦大学附属中山医院厦门医院
李蓉蔚	复旦大学附属中山医院厦门医院
李智勇	复旦大学附属中山医院厦门医院

推荐序

在医学诊断、治疗和研究的浩瀚海洋里,新药研发和临床试验无疑是探索未知、挑战极限的先锋舰船,它承载着人类对战胜疾病、保持健康的追求与渴望。有幸提前拜读了刘梁、施国明和余一祎教授共同主编的《新药之窗:临床研究的奇迹与机遇》的书稿,认真学习后深受启发,获益匪浅。这本书以其深邃的洞察和丰富的内容,为我们揭示了新药研发神秘而复杂的面纱,对于该领域中的故事、奇迹与挑战,深入浅出、娓娓道来。作为长期从事肿瘤临床实践和新药试验的资深医师,个人以为此书有助于医学同仁和社会大众理解新药研发的过程,对于积极推动医学研究的进步具有重要价值。

正如作者在书中指出:新药研发,绝非简单的化学反应与生物技术的罗列堆砌,它是科学与艺术的完美结合,更是理想与激情的交响乐章。从构思到实施,从实验室里最初的分子设计,到临床前研究的层层筛选,再到临床试验的千锤百炼,每一个环节都凝聚着申办方和研发团队全体人员的集体智慧与辛勤汗水,即使是每一个微小的进步都来之不易,而每一次突破更是对人类健康边界的勇敢跨越。本书系统地梳理了这一过程，不仅概括揭示了创新药物研发的基本科学原理和技术路线方法，还举例剖析了其背后的伦理考量和社会责任等深刻内涵。书中，我们能看到科学家如何在微观世界中与疾病分子进行智斗，也能感受到医师在临床试验中与参与者共同经历的酸甜苦辣。这些故事生动活泼，感人至深，不仅仅说明科学的胜利，也体现了人性的光辉。它告诉我们，新药的研发不仅涉及科学技术，还是关乎人类命运的临床实际和社会活动。

值得注意的是，此书对新药研发面临的挑战与困境进行了恰当剖析，并且提出了前瞻性的思考和可能的解决探索。面对巨大而未满足的健康需求、高昂的研发成本、漫长的研发周期、新技术特别是人工智能的兴起，以及越来越严格的监管要求等，新药研发之路的机遇与挑战并存，常常布满荆棘。但是，先哲在《荀子·修身》中提出："路虽弥，不行不至。事虽小，不为不成。"正如书中所展现的，这些挑战激发了科研人员和临床医师的不懈追求和创新精神，推动了新药研发和医药事业的不断发展。

《新药之窗：临床研究的奇迹与机遇》不仅是一部专业性的科普著作，也是一本启迪思考、激发灵感的佳作。它让我们看到了医学科学的力量，同时感受到了人文的温暖；让我们坚信：在追求健康的道路上，人类从未停止过脚步，"行则将至，做则必成"。衷心希望这本书能够激发更多医药工作者和公众对新药研发的兴趣与关注，促进跨学科的合作与交流，共同推动医学研究的进步，努力建设"健康中国"。让我们携手并进，在探索未知的征途中，共同开拓和迎接新药研发的未来!

有鉴于此,我愿意积极推荐《新药之窗:临床研究的奇迹与机遇》一书,相信它将为每位读者带来深刻的启迪与收获。

秦叔逵

中国临床肿瘤学会(CSCO)指导委员会主任委员

中国药科大学附属南京天印山医院首席专家,教授

二〇二五年三月于南京

序

在浩瀚的医学宇宙中,新药研发犹如一颗璀璨的星星,闪耀着希望与梦想的光芒。这不仅仅是一项科学探索,更是一场关乎人类健康的壮丽征程。这本《新药之窗:临床研究的奇迹与机遇》将带您走进这个神秘而迷人的世界,揭示新药诞生的奇迹,分享其中的机遇与挑战。

想象一下,当一种疾病肆虐,无数生命在痛苦中挣扎,是谁挺身而出,用智慧和勇气为黑暗的世界带来光明?正是那些致力于新药研发的科学家们,他们在实验室的每一个角落,用试管、显微镜和无尽的热情,书写着希望的篇章。

我们从疾病的挑战说起,探讨新药研发的价值和意义。您会发现,每一种新药的背后,都承载着一个关于拯救、关于希望的梦想。随后,我们将一同走进新药研发的实验室,揭开那些神秘面纱,看看从分子到临床前药物的奇妙蜕变。

但新药的诞生并非一帆风顺,它需要经过临床前研究的严格考验。我们将见证细胞实验和动物实验中的微观较量,了解实验评估如何成为药物安全性的"守门人"。而当一切准备就绪,新药临床试验的蓄势待发，研究参与者们的勇敢与奉献，将让您感受到新药试验的扬帆起航。

临床试验的开展与监测，是新药研发的关键环节。我们将带您深入了解临床试验的各个阶段，揭示其中的标准和技术，以及法律是如何为这一过程保驾护航的。而当新药疗效得到见证，突破性的成果涌现，我们将用数据和实例，为您讲述那些激动人心的成功故事。

然而，新药的研发不仅仅关乎疗效，安全性同样重要。我们将全面探讨新药的安全性，从研发保障到评估方法，再到上市后的持续监测，确保每一粒药物都能为患者带来真正的福祉。

当新药终于迎来上市的曙光，我们将为您揭示上市前的准备与审批的艰辛，以及上市后管理与监督的严格。此后，我们将走进医疗实践，看看新药如何在实际应用中发挥作用，挑战与成功并存。

中国在新药研发中的贡献与未来，同样值得我们骄傲和期待。我们将展示中国医院在新药研发中的角色与未来展望，让我们共同期待多维发力下的辉煌成果。

当然，新药研发的背后，离不开那些默默付出的科学家们。我们将为您揭开新药英雄们的面纱，讲述他们荣誉背后的故事。同时，我们也将直面新药研发的挑战与困境，探讨其中的转机与希望。

从罕见病到常见病，新药研发不断助力攻克医学难题。我们将为您呈现新药如何成为罕见病患者的福音，以及常见病的得力助手。而当新药与精准医疗浪漫邂逅，我们将带您走进一个新时代的"私人定制"医疗。

最后，新药研发的"国际大舞台"将为您展开全球携手、共克时艰的壮丽图景。作为本书的"启示录"，我们将带您思考新药研发的科研精神、团队协作、人文关怀以及未来展望。

亲爱的读者，当您翻开这本书，将踏上一场探索新药研发的奇妙之旅。在这里，您将见证科学的力量，感受人性的温暖，更重要的是，您将看到那些为全球健康而努力的科学家们如何携手共创辉煌。

让我们一起打开这扇"新药之窗"，探索那些临床研究的奇迹与机遇，共同期待一个更加健康、更加美好的未来。因为，在这本书的背后，有一个坚定的信念：新药研发，关乎你我，关乎每一个生命的尊严与希望。

刘 梁

二〇二四年七月于上海

目　录

第1章　新药的呼唤与梦想 …………………………………… 001
　1.1　疾病挑战下的新药需求 ………………………………… 001
　1.2　新药研发的价值和意义 ………………………………… 003

第2章　新药研发实验室——孕育希望的地方 ……………… 010
　2.1　神秘的面纱：新药研发实验室的初探 ………………… 010
　2.2　奇妙的旅程：从分子到临床前药物的蜕变 …………… 012
　2.3　新药研发实验室的精神与责任 ………………………… 022

第3章　临床前研究——新药诞生前的"幕后英雄" ……… 026
　3.1　细胞实验：微观世界的较量 …………………………… 026
　3.2　动物实验：小试牛刀 …………………………………… 029
　3.3　实验评估：药物安全性的"守门人" ………………… 037

第4章　临床试验的准备与启动——蓄势待发 ……………… 041
　4.1　临床试验为何如此重要？ ……………………………… 041

4.2 临床试验前需要做哪些准备? ……………………… 043
4.3 研究参与者们：临床试验的勇士 ………………… 048

第 5 章　新药临床试验的开展与监测 ……………… 053
5.1 临床试验阶段的各个分期 ………………………… 053
5.2 临床试验中的标准和技术 ………………………… 057
5.3 临床试验监测与调整：确保试验顺利进行 ……… 065
5.4 新药临床试验的监管：让法律保驾护航 ………… 078

第 6 章　新药疗效的见证和突破 …………………… 082
6.1 新药疗效的量化与评估 …………………………… 082
6.2 新药成功案例分享 ………………………………… 091

第 7 章　新药安全性的守护 ………………………… 107
7.1 新药研发的安全保障 ……………………………… 107
7.2 新药安全性评估的重要性 ………………………… 115
7.3 药物的副作用与不良反应 ………………………… 118
7.4 安全性评估的方法与策略 ………………………… 119
7.5 新药的安全性监测 ………………………………… 121

第 8 章　新药上市的曙光 …………………………… 127
8.1 上市前的准备与审批 ……………………………… 129
8.2 上市后的管理与监督 ……………………………… 134

第 9 章　新药在医疗实践中的应用 ………………… 155
9.1 临床应用中的挑战 ………………………………… 155

  9.2 临床应用中的成功案例 ················· 160

  9.3 临床实践中的优化与创新 ················ 165

第 10 章 中国医院在新药研发中的贡献与未来 ········· **175**

  10.1 中国医院在新药研发中的角色 ············· 175

  10.2 中国医院在新药研发中的未来展望 ··········· 182

第 11 章 新药背后的科学家们 ················· **207**

  11.1 揭开新药背后英雄的面纱 ················ 207

  11.2 荣誉背后的故事 ····················· 212

第 12 章 新药研发的挑战与困境 ················ **216**

  12.1 挑战重重：新药研发的不易 ·············· 216

  12.2 困境中的机遇：新药研发的转机 ············ 227

第 13 章 从 "罕见病" 到 "常见病" 的新药突破 ········ **233**

  13.1 罕见病患者的福音 ··················· 233

  13.2 常见病的得力助手 ··················· 236

第 14 章 新药与精准医疗的浪漫邂逅 ············· **240**

  14.1 精准医疗：新时代的 "私人定制" ··········· 240

  14.2 新药如何 "瞄准" 病灶 ················· 242

  14.3 精准医疗助力新药研发 ················ 244

第 15 章 新药研发的 "国际大舞台" ·············· **247**

  15.1 全球携手，共克时艰 ·················· 247

  15.2 文化交流的 "新药派对" ················ 248

15.3 跨国公司的"新药盛宴" ………………………… 250

第16章 新药研发的"启示录" ………………………… 253

16.1 不断创新的"科研精神" ………………………… 253

16.2 团队协作的"力量源泉" ………………………… 255

16.3 患者为中心的"人文关怀" ……………………… 256

16.4 新药研发的"未来展望" ………………………… 258

参考文献 ………………………………………………………… 269

第1章
新药的呼唤与梦想

在生命的舞台上，健康无疑是每个人最宝贵的财富。然而，疾病与痛苦却如同不速之客，时常侵扰着人们的安宁。当现有的药物无法彻底治愈疾病时，我们不禁会向科学发出呼唤：何时能有新药问世，拯救那些挣扎在病痛中的生命？

1.1 疾病挑战下的新药需求

疾病，这个无形的敌人，它不分年龄、性别、贫富，无情地侵蚀着人们的身体与心灵。从常见的感冒、发烧，到严重的癌症、艾滋病，疾病给我们的生活带来了无尽的困扰，让我们饱受病痛的折磨。疾病不仅影响着我们的身体健康，更给我们的家庭、社会带来了沉重的负担。

在疾病的阴影下，我们感受到了生命的脆弱与无助。我们渴望找到一种能够战胜疾病的力量，让我们的生活重新充满阳光与希望。而这种力量，就寄托在新药的研发上。

2011年前，丙肝还是一种非常严重的疾病，由丙肝病毒引起。机体被丙肝病毒感染后，病毒会在肝脏内复制并导致肝脏受损。长期的肝脏受损可能引发一系列严重的肝脏疾病，包括肝硬化和肝癌。丙肝患者在疾病的不同阶段可能会出现一系列症状，如疲劳、恶心、呕吐、黄疸（皮肤和眼睛发黄）、腹部不适、食欲减退等。这些症状不仅影响患者的日常生活，还可能对工作和社会活动造成困扰。丙肝是一种传染病，主要通过血液传播。这意味着患者有可能将病毒传播给他人，特别是通过共享注射器、针头或其他血液接触途径。在很长一段时间内，丙肝如同夜幕中的一盏不灭之灯，影响着全球无数人的健康。

直到2011年，针对丙肝病毒（HCV）的直接抗病毒（DAAs）药物逐渐上市，这些药物通过直接作用于HCV的目标靶点来清除病毒，开创了慢性丙型肝炎（CHC）治疗的新时代。

索非布韦（Sofosbuvir）是这些DAAs药物中的佼佼者，它于2013年被美国FDA批准上市，成为该年度获批的最重要的新药之一，并很快成为治疗丙肝的"重磅炸弹"。索非布韦属于NS5B聚合酶抑制剂，能够终止病毒RNA复制，且对所有基因型HCV均有作用。它的出现标志着丙肝治疗进入了一个全新的阶段，使丙肝成为可治愈的疾病。

此外，其他多种DAAs药物也在随后几年内相继研发成功并上市，如达卡他韦、雷迪帕韦、阿舒瑞韦、达拉他韦等。这些药物通过不同的作用机制抑制HCV的复制，进一步提高了丙肝的治疗成功率。

还有威胁女性健康的宫颈癌，它是女性最常见的恶性肿瘤之一，对女性的生命健康构成严重威胁。由于缺乏有效的预防手段，宫颈癌的发病率和死亡率居高不下。女性只能通过定期筛查和早期治疗来降低宫颈癌的风险，但这种方法无法从根本上消除宫颈癌的威胁。直到 HPV 疫苗诞生，宫颈癌的预防开始有了强有力的工具。通过接种疫苗，女性可以大幅降低感染 HPV 的风险，从而有效预防宫颈癌的发生。

这样的例子在人类医学史上数不胜数，正是因为有着攻破疾病的切实需求，无数科学家在这条充满挑战的路上前赴后继，不断探索，他们孜孜不倦地深入研究疾病的本质和机理，坚持不懈地探索新的药物作用靶点，不断迭代研发新药的工具和方法，使得新药研发的流程日渐变得更加高效和成熟。在他们的努力下，新药不断问世，让患者看到了战胜疾病的曙光，重新找回了生命的信心和勇气。新药的诞生，不仅是医学领域的重大突破，更是人类文明的伟大成就。

然而，新药研发的道路上往往充满了迷茫与艰辛，其研发的成本非常高昂，而且研发周期很长，需要投入大量的人力、物力和财力。例如，在肿瘤药物研发上，业界广为流传着一句话——十年十亿磨一药。即使这个过程中有无数的不确定性，绝大部分药物可能折翼中途，但因为新药研发的过程对医学学科以及社会进步有着极其巨大的意义，使得国家以及企业坚持不懈地在这条研发之路上不断探索。

1.2 新药研发的价值和意义

（1）改善患者生活

新药的出现对患者生活质量的改善有着巨大的意义。例如 Pfizer

的西地那非（Viagra），这款药物对男性勃起功能障碍患者有显著的治疗效果。在过去，这类患者常常因为病情而陷入困境，生活质量受到严重影响。然而，西地那非的出现为他们提供了一种全新的治疗选择，帮助他们有效缓解了症状，重拾了生活的信心和乐趣。

Roche的曲妥珠单抗（Herceptin）则是乳腺癌和胃癌患者的福音。这两种疾病在过去常常让患者感到绝望，因为治疗选择有限，且效果不尽如人意。然而，曲妥珠单抗的问世为这些患者带来了新的希望。它通过针对特定靶点的作用机制，有效抑制了肿瘤细胞的生长和扩散，为患者提供了更长的生存期和更好的生活质量。

Novartis的伊马替尼（Gleevec）在慢性髓细胞白血病和间质瘤的治疗中也展现出了卓越的疗效。这两种疾病在过去常常被认为是难以治愈的，患者面临着生命威胁。然而，伊马替尼的出现改变了这一现状。它通过抑制肿瘤细胞的增殖，显著延长了患者的生存期，并改善了他们的生活质量。这款药物的问世，无疑为这些患者带来了新的生命希望。

这些新药的研发不仅拯救了无数患者的生命，还为他们带来了更好的生活质量，让患者有了更多的治疗选择。

（2）推动医学进步

新药研发的意义不仅限于此，每一种新药的诞生都代表着我们对疾病认识的深化和治疗方法的创新。随着科学技术的不断进步，新药研发领域也在持续突破，为人类对抗疾病提供了更多有力的武器。在这些新药中，靶向药物、免疫疗法、基因疗法和细胞疗法无疑是最具代表性和创新性的几类。

靶向药物的研发是医学领域的一大里程碑。在过去，许多药物都是通过非特异性地作用于身体多个部位来产生治疗效果，这往往会导致副作用明显，且治疗效果有限。然而，随着对疾病机制的不断深入研究，科学家们发现许多疾病都与特定的分子或细胞异常有关。因此，研发能够针对这些特定分子或细胞进行精确治疗的药物成为新的方向。靶向药物就是基于这一理念而诞生的。它们能够像"精确制导导弹"一样，准确地找到并作用于疾病相关的分子或细胞，从而提高治疗效果并显著降低副作用。这种精确治疗的方式不仅提高了患者的生活质量，还为许多难治性疾病的治疗开辟了新的道路。除了精确治疗外，靶向药物也为我们提供了了解疾病演进过程的新视角。许多疾病，特别是癌症，在治疗过程中往往会出现耐药现象。这是因为疾病在演进过程中会发生一系列分子层面的变化，导致原本有效的药物失去作用。然而，通过针对耐药机制的研究，科学家们能够更深入地了解疾病是如何演进的，从而为研发新的治疗药物提供思路。这种对疾病机制的深入理解不仅推动了新药研发的发展，还为我们提供了更多战胜疾病的可能性。

免疫疗法的应用又是医学领域的另一重大突破。免疫疗法的基本理念是通过激活患者自身的免疫系统来攻击疾病细胞。与传统的化疗和放疗相比，免疫疗法具有更高的特异性和更低的副作用。它不仅能够直接攻击疾病细胞，还能够激发患者自身的免疫记忆，从而长期预防疾病的复发。这种创新性的治疗方式已经为许多癌症患者带来了生命的延长和生活质量的提高。在免疫疗法中，CAR-T细胞疗法是一个备受瞩目的研究方向。CAR-T细胞疗法是一种通过基因工程技术将患者的T细胞改造成能够特异性识别并攻击疾病细胞的免疫疗法。这种疗法已经在某些类型的白血病和淋巴瘤中取得了显著的治疗效果。未来，随着技术的不断进步和适应证的不断拓展，免疫疗法有望为更多顽固性疾病的治疗提供新的选择。

基因疗法和细胞疗法的发展则为遗传性疾病和罕见病的治疗带来了新的可能性。遗传性疾病和罕见病由于其特殊的疾病机制和有限的患者群体，一直以来都是医学领域的难题。然而，基因疗法和细胞疗法的出现为这些疾病的治疗提供了前所未有的机遇。基因疗法的基本理念是通过修复或替换致病基因来治疗疾病。在过去，由于技术的限制和对基因功能的了解不足，基因疗法一直难以应用于临床。然而，随着基因测序技术的不断进步和基因编辑技术的出现，科学家们已经能够更准确地识别致病基因，并通过基因编辑技术来修复或替换这些基因。这种创新性的治疗方式已经为一些遗传性疾病患者带来了生命的希望。未来，随着技术的不断发展和适应证的不断拓展，基因疗法有望为更多遗传性疾病的治疗提供新的选择。

细胞疗法则是通过利用或改造患者自身的细胞来治疗疾病。除了前面提到的CAR-T细胞疗法外，干细胞疗法也是细胞疗法的一个重要方向。干细胞具有自我更新和分化成多种细胞类型的能力，因此被认为是治疗多种疾病的潜力巨大的细胞来源。在遗传性疾病和罕见病的治疗中，干细胞疗法可以通过替换或修复受损细胞来恢复患者的生理功能。此外，干细胞还可以用于组织工程和再生医学领域，为器官损伤或衰竭的患者提供新的治疗选择。

这些新药的研发推动了医学领域的进步，让我们更加深入地了解疾病的本质和机理,为未来的医学研究奠定了坚实的基础。

(3)经济效益与社会价值

新药研发不仅仅关乎健康和医学,它还与经济、社会乃至整个国家的发展紧密相连。新药研发不仅为患者带来希望,为医学带来突破,还为制药企业和社会创造了巨大的经济价值。

从经济价值的角度来看,新药研发无疑是一个"金矿"。据药智头条的统计数据显示,2018—2022年中国上市药企中研发投入最多的50家药企,其总投入从2018年的371.6亿元增长到了2022年的843.1亿元,复合增长率高达22.7%。这一数字的增长不仅仅代表了制药企业在研发上的决心和投入,更显示了新药研发对整个经济的巨大贡献。

那么,为什么制药企业愿意投入如此巨大的资金进行新药研发呢?答案很简单:回报。一旦新药研发成功并上市,它将为企业带来可观的收益。这种收益不仅仅体现在销售上,还体现在企业的品牌价值、市场竞争力以及长期的发展潜力上。因此,对于制药企业来说,新药研发不仅仅是一项投资,更是一项战略决策。

除了为制药企业带来经济收益外,新药研发还促进了相关产业链的发展。我们知道,新药研发并不是一个简单的过程,它涉及生物科技、医疗器械、医疗服务等多个领域。因此,当制药企业在新药研发上投入资金时,这些资金也会流入相关的产业链中,促进这些产业的发展。

例如,生物科技是新药研发的重要支撑。随着新药研发的深入,生物科技也得到了快速的发展。这种发展不仅仅体现在技术的进步上，还体现在产业的规模和市场的拓展上。如今，生物科技已经成为一个独立的产业，并且为整个社会创造了巨大的经济价值。

再如，医疗器械和医疗服务。新药研发的成功往往伴随着新的医疗技术和新的治疗方法。而这些新的技术和方法往往需要新的医疗器械和医疗服务来支持。因此，当新药研发取得突破时，医疗器械和医疗服务也会得到相应的发展。这种发展不仅为社会创造了更多的经济价值，还为患者提供了更好的医疗服务。

除了经济价值外，新药研发还带来了巨大的社会价值。我们知道，新药研发的目的是治疗疾病、改善患者的健康状况。因此，每当一种新的药物研发成功并上市时，都会为无数的患者带来希望和健康。这种价值是无法用金钱来衡量的，它关乎人类的生命和健康。

新药研发的成功不仅仅为制药企业带来了经济收益，还为政府带来了税收收入，为社会创造了更多的就业机会。这些税收收入和就业机会进一步推动了社会的经济发展和繁荣。

与此同时，新药研发还形成了一个良性循环，新药研发需要大量的资金投入，而这些资金往往来自企业的盈利和政府的支持。当新药研发取得成功并为企业带来经济收益时，这些企业就会有更多的资金来支持后续的研发工作。同时，政府的税收收入也会增加，从而有更多的资金来支持公共研发和创新。这种良性循环不仅推动了新药研发的持续发展，也推动了整个社会的科技进步和经济繁荣。更重要的是新药研发体现了人类对生命的尊重与关怀，让我们更加关注人类健康和福祉，这种人文关怀的精神是新药研发最为宝贵的价值所在。

小结　　新药的梦想与挑战

新药研发，这一充满挑战与创新的领域，不仅深刻体现了科学探索的严谨与深邃，更是一个将人类对健康的深切呼唤与美好梦想转化为现实成果的壮丽征程。每一款新药的诞生，都是科研人员智慧与汗水的结晶，是他们不懈追求、勇于探索的生动写照。在这个过程中，梦想如同灯塔，照亮了前行的道路，指引着科研人员的研究方向；而科学探索则是实现这一梦想的坚实舟楫，它让科研人员能够跨越重重障碍，不断前行。新药研发不仅仅是一项技术活动，更是一种对人类福祉的深切关怀和追求。它汇聚了无数科研人员的智慧与努力，他们将个人的梦想融入这项伟大的事业中，共同为人类的健康事业而奋斗。

接下来，我们将深入剖析新药研发的具体过程，从发现苗头到临床试验，再到最终获批上市，每一步都凝聚着科学与梦想的交响曲。我们将见证人类智慧如何一步步跨越障碍，创造出生命的奇迹，将曾经遥不可及的梦想变为触手可及的现实。这不仅是一次科学的探索之旅，更是一次梦想的追寻之旅，让我们一同走进新药研发的神秘世界，感受来自科学与梦想的双重魅力。

第 2 章
新药研发实验室——孕育希望的地方

当我们谈论健康与疾病时,往往会想到那些忙碌在医院中的医生,或是手持药品的药剂师。然而,在这背后,还有一个鲜为人知的英雄——新药研发实验室的科学家。这些实验室是生命科学的前沿阵地,是药物诞生的摇篮。在这里,科学家们用智慧和勇气,与疾病展开了一场场无声的较量。本章我们将一起走进新药研发实验室的奇妙世界,感受那里的激情与梦想。

2.1 神秘的面纱:新药研发实验室的初探

新药研发实验室,这个名字听起来充满了神秘感。这些实验室与我们日常接触到的实验室有着天壤之别。它们通常位于高科技园区或大学城内,拥有先进的仪器设备和严格的实验环境。在这里,科学家们身着整洁的白大褂,头戴护目镜,手持试管和移液器,进行着精密的实验操作,静谧的让人屏息。

走进新药研发实验室,你会被这里严谨而有序的氛围所吸引。墙上挂着复杂的化学结构式和生物通路图,桌上摆放着各种实验器材和试剂。科学家们或独自研究,或团队协作,共同探寻着药物的奥秘。

他们时而沉思、时而交流，每一次失败后的再次尝试、每一次思维的碰撞都可能诞生新的药物灵感。

在这个神秘的新药研发实验室里，每一寸空间都承载着人类对抗疾病、追求健康的梦想。实验室的核心区域，是那些高精尖的仪器设备，它们如同现代医学的"魔法工具"，能够将自然界的微小分子转化为可能拯救生命的药物候选者。比如，高效液相色谱仪，它能够精确分离和分析药物分子，确保每一步合成过程的纯净与精确；还有高通量筛选平台，能够在数以万计的化合物中快速筛选出具有潜在药效的候选分子，大大加速了新药发现的进程。

在这里，我们常常能看到这样的场景：实验室的一角，正在进行着一项针对罕见遗传病的新药研发项目。科学家们围绕着一台基因测序仪，紧张地分析着患者的基因样本，试图找到致病基因的突变点。这项工作的难度极大，因为罕见遗传病的发病机制往往复杂且不为人知，但正是这样的挑战激发了科学家们不断探索的热情。经过无数次的序列比对和数据分析，他们终于锁定了一个关键的基因突变位点，为后续的药物设计指明了方向。

新药研发的道路上，失败是家常便饭，但在这个实验室里，每一次失败都被视为向成功迈进的一步。比如一个针对癌症的新药项目在临床试验阶段遭遇了意想不到的副作用，他们就会迅速组织跨学科的专家团队，从分子生物学、药理学、毒理学等多个角度深入剖析问题根源，最终通过调整药物结构，降低了副作用，让项目重新焕发生机。

除了技术上的挑战，新药研发还面临着伦理和法律的考量。实验室里，科学家们与伦理审查委员会的成员讨论也是非常常见的景象。因为他们需要确保每一项研究都遵循最高的伦理标准，保护受试者的权益。同时，知识产权的保护也是实验室工作的重要组成部分，这能确保创新成果得到应有的回报，激励更多的科研投入。

在这样一个新药研发的实验室里，每一个细节都体现了科学与人文的交融，每一项研究都是对人类智慧极限的挑战。这里不仅是药物诞生的摇篮，更是梦想与希望起航的地方。在这里，科学家用他们的智慧与汗水，编织着一个个关于治愈、关于生命延续的奇迹故事。虽然新药研发的道路漫长且充满未知，但正是这份对未知的探索和对人类福祉的执着追求，让新药研发实验室成为现代医学中最神秘而又最光辉的存在。

2.2 奇妙的旅程：从分子到临床前药物的蜕变

新药研发是一个漫长而复杂的过程，从一个微小的分子开始，经过无数次的试验和筛选，最终蜕变成能够拯救生命的药物。这个过程总是充满了未知和挑战。

2.2.1 靶点发现：疾病的"钥匙孔"

新药研发的第一步就是找到疾病的"钥匙孔"，也就是疾病发生的关键分子或细胞。这个过程需要深入了解疾病的发病机理和生物学特性。以靶向药物为例，需要通过高通量筛选、基因编辑等先进技术，从海量的生物信息中筛选出与疾病相关的靶点。这些靶点如同疾病的"钥匙孔",只有找到了它们,才能为后续的药物研发打下基础。但也并非所有靶点均指向正确的出口,有些可能只是迷宫中的歧途,引导至无效或甚至有害的路径。因此,科学家们必须如同精细的锁匠,不仅寻找"钥匙孔",还要鉴别其真伪与可行性。他们利用分子生物学、结构生物学以及计算生物学的锐利工具,对这些候选靶点进行深入的验证与解析,力求揭开其神秘面纱,从而获取开启疾病治疗之门的正确"钥匙"。

这一过程往往漫长且艰辛,每一个潜在靶点的验证都可能是一场科研马拉松,需要耐心、毅力与创新的思维。科学家们不断在希望与失望之间徘徊,每一次实验的失败都是向成功迈进的一步,每一次数据的波动都可能隐藏着突破性的线索。正是这样的不懈探索,才使那些曾经隐匿于生命奥秘深处的"钥匙孔"逐一显现,为新药研发点亮一盏盏明灯。

最终,当那个决定性的靶点被确认,它便成为连接实验室与病房的桥梁,开启了从基础研究到临床应用的转化之旅。这一刻,不仅是科学的胜利,更是人类对抗疾病征途中的重要里程碑。因为,每一个成功解锁的"钥匙孔",都意味着一种新疗法的诞生,一个新希望的升起,它将有可能为无数等待中的患者开启通往健康的大门。

2.2.2 药物分子设计:寻找"钥匙"

一旦科学家们成功定位了疾病的"钥匙孔"——特定的靶标分子或生物途径,接下来的任务便是设计一把能够精准插入并发挥作用的"钥匙"。这一过程,无疑是对科学家们智慧与耐心的极限考验,它要求将深厚的生物学知识与前沿的科技手段紧密结合，以匠心独运之态，雕琢出那把开启健康之门的神奇"钥匙"。

药物设计的第一步，往往始于对计算机模拟技术的应用。计算机模拟在药物设计中的应用主要依赖于强大的计算能力和先进的算法，通过模拟分子的几何结构、物理化学性质以及它们之间的相互作用，来预测和优化药物分子的性能。

科学家们首先要构建出靶标分子的三维结构模型，这相当于在虚拟世界中复刻了疾病的"钥匙孔"。这一步需要获取靶标分子（如蛋白质、酶等）的结构信息。这些信息通常源于实验数据，如 X 射线晶体衍射、核磁共振（NMR）等。然后利用计算化学软件和算法，在计算机中构建出靶标分子的三维结构模型。这些模型包括原子的位置、化学键的类型和长度、分子的电荷分布等详细信息。

接着需要通过计算机设置相应的模拟条件，如溶剂、温度、pH 值等。这一步是为了模拟分子在生物体内的真实环境，模拟环境的选择和设置对于模拟结果的准确性至关重要，因为它们直接影响到分子间的相互作用和动力学行为。

在设置好模拟环境后，科学家开始尝试设计各种形状、大小和电荷分布的药物分子结构，这些候选分子如同形态各异的钥匙坯子，等待着被雕琢成完美的形态。这些计算通常涉及复杂的物理和化学过程，如分子动力学模拟、量子化学计算等。计算机通过模拟分子的运动和相互作用，预测分子的稳定性、构象变化、反应活性等性质。

分子对接技术在这一阶段发挥着关键作用。它如同一位无形的锁匠，不断尝试将设计出的药物分子"钥匙"插入靶标分子的"钥匙孔"中，通过计算两者之间的相互作用能，评估其结合的紧密程度和特异性。这一过程需要极高的精确度，因为即使是微小的结构差异，也可能导致药物效力的巨大变化。

分子对接技术是一种模拟分子间相互作用的方法，特别适用于预测药物分子与靶标分子之间的结合模式和亲和力。其实施过程大致如下。

（1）准备对接分子

对接分子包括药物分子（配体）和靶标分子（受体）。科学家需要确保这些分子的三维结构是准确且完整的。对于药物分子，科学家可能需要构建其多种构象（即不同的空间排列方式），以便在对接过程中找到最佳的结合模式。

（2）设置对接参数

对接参数包括对接空间（即受体分子上的活性位点区域）、对接算法（如刚性对接、半柔性对接、柔性对接等）、能量函数（用于评估对接结果的优劣）等。这些参数的选择和设置对于对接结果的准确性和可靠性至关重要。

（3）执行对接计算

在设置好对接参数后，科学家可以执行对接计算。对接程序会自动将药物分子放置在靶标分子的活性位点区域，并尝试找到最佳的结合模式。在对接过程中，程序会不断调整药物分子的构象和位置，以最小化其与靶标分子之间的能量（即增加结合亲和力）。

（4）评估对接结果

对接计算完成后，科学家需要对结果进行评估。这通常涉及分析对接构象的稳定性、结合模式的合理性以及对接分数的可靠性等。评估结果可以帮助科学家筛选出具有潜力的药物分子候选物，并进一步优化结构以提高其效能和安全性。

模拟计算完成后，我们就得到了初步匹配的药物分子，即一把能够匹配疾病"钥匙孔"的"钥匙"，这就是药物的前身。但这只是万里长征的第一步。科学家们还需对其进行反复的优化，以确保其在生物体内的稳定性、安全性及有效性。

2.2.3　药物分子优化：打磨"完美钥匙"

对初步得到的药物分子结构进行优化，是一个需要持续的探索精神和巨大耐心的过程。这一阶段不仅关乎药物的有效性，还直接影响到其安全性和实用性。在一系列复杂而精细的步骤中，科学家们需要像雕刻家一样，细心地雕琢每一个细节，以期达到最佳的治疗效果。

调整分子的化学结构是优化工作的核心步骤。药物分子与靶标的亲和力是决定药物效果的关键因素。亲和力强，意味着药物分子能更好地与靶标结合，从而更有效地发挥治疗作用。但增强亲和力并非易事，它需要对分子结构进行微妙的调整，有时甚至需要改变分子中的某个原子或基团。这种调整往往需要大量的实验数据和计算支持，科学家们需要不断地试验、观察、再试验，直到找到那个能与靶标完美结合的"黄金结构"。

在增强亲和力的同时，科学家们还必须时刻警惕可能出现的不良反应。药物分子在人体内的作用是一个复杂的网络，它可能与多个靶标发生相互作用，从而产生意想不到的效果。因此，在优化过程中，科学家们需要利用各种生物信息学工具，对药物分子进行全面的"体检"，确保其只与预期的靶标结合，避免引发不必要的副作用。

除了化学结构的调整，优化分子的物理性质也是一项重要任务。溶解度、渗透性等物理性质直接影响到药物在人体内的分布和代谢。一个理想的药物分子应该具有良好的溶解度，能够在血液中稳定存在，并顺利穿透细胞膜到达作用部位。为了实现这一目标，科学家们需要对分子的极性、电荷分布等性质进行精细调控，有时还需要引入特殊的化学基团来改善其物理性质。

渗透性则是另一个需要重点关注的物理性质。药物分子需要穿越重重屏障才能到达作用部位，这要求它们必须具备一定的"穿透力"。科学家们通过模拟药物分子在生物膜中的扩散过程，来评估其渗透性，并根据评估结果对分子结构进行相应调整。这一过程同样需要借助计算机模拟技术，以更准确地预测药物在体内的行为。

在优化药物分子的过程中，科学家们还不能忽视药物代谢途径的影响。药物在人体内的代谢是一个复杂的生物化学过程，它涉及多个酶和代谢途径的参与。一个理想的药物分子应该能够在体内稳定存在一段时间，以确保其治疗作用得到充分发挥；同时，它也应该能够在完成使命后被迅速代谢掉，避免在体内积累至有害水平。为了实现这一目标，科学家们需要对药物分子的代谢途径进行深入研究，了解其在体内是如何被分解和排泄的，并根据这些信息对分子结构进行相应调整。

这一系列的优化工作，往往需要借助更高级的计算机辅助药物设计技术。其中，分子动力学模拟和自由能计算是两种尤为重要的工具。

（1）分子动力学模拟：药物分子优化的"时光机"

在药物分子的优化过程中，科学家们常常需要借助一种叫作"分子动力学模拟"的高科技手段。通俗一些来讲，你可以把它想象成一台"时光机"，能够帮助科学家们"穿越"到药物分子与生物体系相互作用的现场，观察它们的一举一动。那么，这台"时光机"究竟是如何工作的呢？它又是如何帮助科学家们优化药物分子的呢？

要理解分子动力学模拟的工作原理，我们需要一些专业的知识背景。简单来说，分子动力学模拟是一种基于牛顿力学原理的计算机模拟方法。

那么，这台"时光机"是如何构建起来的呢？科学家们首先需要获取药物分子和靶标的三维结构信息。这些信息可以通过实验手段获得，比如X射线晶体学、核磁共振等。然后，科学家们将这些结构信息输入计算机中，并利用分子动力学模拟软件进行建模。在建模过程中，科学家们会考虑药物分子和靶标之间的相互作用力，比如静电相互作用、氢键、范德华力等。这些相互作用力是决定药物分子与靶标结合强度和方式的关键因素。

一旦模型建立完毕，科学家们就可以启动"时光机"，开始模拟药物分子在生物体系中的行为了。在模拟过程中，计算机会根据牛顿力学原理，计算药物分子和靶标之间的相互作用力，并预测它们的运动轨迹。就像我们在电影中看到的特效一样，计算机会生成一系列逼真的画面，展示药物分子是如何与靶标结合、如何在体内代谢的。科学家们可以通过观察这些画面，了解药物分子的行为特性，比如它与靶标的结合强度、稳定性、代谢途径等。

有了这台"时光机"，科学家们就可以像导演一样，对药物分子的行为进行"剪辑"和"调整"。他们可以通过改变分子的结构或性质，来观察这些变化对药物效果的影响。比如，科学家们可以改变药物分子中的某个原子或基团，然后观察这种改变对药物与靶标结合强度的影响。如果改变后的药物分子与靶标的结合更加紧密，那么这种改变就有可能提高药物的治疗效果。

除了改变分子的结构，科学家们还可以通过分子动力学模拟来优化药物的物理性质。比如，他们可以通过模拟药物分子在溶液中的行为，来评估其溶解度、渗透性等性质。如果药物分子的溶解度不够高，那么它在体内就很难达到有效的治疗浓度。此时，科学家们就可以通过调整分子的结构或引入特殊的化学基团，来提高其溶解度。同样地，如果药物分子的渗透性不够好，那么它就很难穿透细胞膜到达作用部位。此时，科学家们也可以通过分子动力学模拟来评估不同结构对渗透性的影响，并选择最优的方案。

此外，分子动力学模拟在药物代谢和毒性预测方面也发挥着巨大的作用。药物在体内的代谢过程是一个复杂的生物化学过程，它涉及多个酶和代谢途径的参与。科学家们可以利用分子动力学模拟来预测药物分子在体内的代谢途径和代谢产物，从而评估其可能产生的毒性。这种预测方法可以帮助科学家们在设计药物分子时就避免潜在的毒性问题，从而提高药物的安全性和可靠性。

在药物研发过程中，分子动力学模拟帮助科学家们更好地理解药物分子与生物体系之间的相互作用机制，并为他们提供了有力的工具来优化药物分子的结构和性质。

（2）自由能计算：新药研发中的"能量指南针"

作为一位新药研发的科学家，常常需要在无数的分子组合中，寻找一种能够与特定疾病靶标紧密结合的药物分子。如何确定哪一种药物分子组合是最有潜力的呢？这时，就需要"自由能计算"这枚"能量指南针"来帮助你导航了。

自由能计算是一个用来评估药物分子与靶标之间"亲密度"的工具。我们可以把它想象成一对恋人之间的吸引力，吸引力越强，他们就越想紧密地在一起。同样地，药物分子与靶标之间的吸引力越强，药物就越能有效地与靶标结合，从而发挥治疗作用。

那么，这枚"能量指南针"是如何工作的呢？

我们需要了解什么是自由能。自由能是一个描述系统稳定性的物理量，它可以告诉我们一个过程是自发进行还是需要外部能量输入。在药物分子与靶标结合的过程中，自由能的变化可以反映它们之间的亲密度。如果结合后的自由能比结合前更低，那就说明这对"恋人"真的很想在一起，这种结合是有利的，反之则说明这种结合相对较弱。

自由能计算的过程其实就如同是在做一道复杂的数学题。科学家们需要首先获取药物分子和靶标的三维结构信息输入计算机中,利用自由能计算软件进行建模。在这个过程中,科学家们会考虑药物分子和靶标之间的各种相互作用力,比如静电相互作用、氢键、范德华力等。这些相互作用力就像是恋人之间的牵手、拥抱和亲吻,它们决定了药物分子与靶标结合的强度和方式。

一旦模型建立完毕,科学家们就可以启动这枚"能量指南针",开始计算药物分子与靶标之间的自由能变化了。计算过程需要利用复杂的物理公式和算法,简单来说,就是比较药物分子与靶标结合前后的能量状态。如果结合后的能量状态比结合前更低,那么说明药物分子与靶标之间的吸引力较强。相反,如果结合后的能量状态比结合前更高,那么说明药物分子与靶标之间的吸引力较弱,这种结合是不利的。

有了这枚"能量指南针",科学家们就可以更加准确地评估药物分子与靶标之间的亲密度了。他们可以通过改变分子的结构或性质,来观察这些变化对自由能的影响。比如,科学家们可以改变药物分子中的某个原子或基团,然后计算这种改变对自由能变化的影响。如果改变后的药物分子与靶标结合的自由能变化更加负值,那么说明这种改变增强了药物与靶标的吸引力,有可能提高药物的治疗效果。

除了评估亲密度,自由能计算还可以帮助科学家们优化药物的其他性质。比如,科学家们可以利用自由能计算来预测药物分子在体内的溶解度、稳定性等性质。这些性质对于药物的效果和安全性都非常重要。通过自由能计算，科学家们可以更加准确地预测这些药物性质，并为药物设计提供更加有力的支持。

在新药研发过程中，自由能计算就像是一位经验丰富的红娘，帮助科学家们更好地了解药物分子与靶标之间的"感情"状况，从而优化药物分子的结构和性质。通过不断地试验、调整和优化，科学家们最终能够找到那个能够与靶标完美结合、产生最佳治疗效果的药物分子。

虽然分子动力学模拟和自由能计算这两个强大的工具为科学家们提供了宝贵的"预览"机会，让他们在实验室里就能对药物分子的能量关系进行预测和优化，从而大幅提高药物研发的成功率和效率。但这个"预览"只能提供药物分子与靶标之间能量关系的理论预测，无法完全替代真实的实验和临床试验。因为生物体系是一个复杂而微妙的系统，许多生物过程仍然无法用现有的理论和方法完全解释。所以科学家们还需要将药物分子变成实验药物运用到真实的生物环境中进行验证，才能得出更为确切和可靠的结论。

我们在下一章将对药物的临床前研究如体外验证、动物实验进行详细介绍，让你了解一个新药在被验证其安全性的过程中需要接受怎样的严苛试炼。

2.3 新药研发实验室的精神与责任

新药研发实验室是一个充满梦想和挑战的地方。在这里工作的科学家们不仅需要具备扎实的专业知识和丰富的实践经验，还需要有对人类健康的梦想，不断挑战未知领域的勇气，以及对生命科学的热爱和对患者的责任感。这里孕育着人类对攻克疾病的梦想，希望研发出能够治愈癌症、艾滋病这类顽疾的新药，让患者重获新生；梦想寻找到更加安全、有效的疫苗，保护人类免受疾病的侵袭；更期待揭示生命的更多奥秘，为人类的健康生活提供更多的科学依据。

为了实现这些梦想，科学家们日复一日地埋头于试验台，只为验证每一个可能实现梦想的假设。他们常常遭遇失败，但总能凭着坚韧不拔、永不言弃的精神，一次又一次从失败中获取经验，继续前行。他们没有个人英雄主义，这里追求的是团队合作，单打独斗的力量是微薄的，各个学科的科学家紧密合作，才能共同攻克难关。他们需要不断创新，只有不断地创新，才能研发出更加有效、更加安全的新药。他们坚持终身学习，只有保持对新技术、新方法的敏锐洞察力，并不断地尝试将新的科学理念和技术应用到新药研发中去，才能有所突破。

除了坚韧、团结、创新这些优秀品质外，新药研发实验室中最重要的精神就是对患者的责任感。这里的每一位科学家都必须深知，自己所做的每一件事情都直接关系到患者的生命健康。因此，他们在研发新药的过程中，必须始终将患者的利益放在首位。这促使他们尽可能地减少新药的副作用和风险，确保新药的安全性和有效性。他们会定期与患者进行沟通，了解患者的需求和反馈。从而根据患者的实际情况，不断地调整和优化新药的研发方案。他们也积极参与各种公益活动，为患者提供更多的帮助和支持。

小结　　新药的启航的地方

新药研发实验室是希望与梦想交织的圣地，是新药启航的地方。每一粒药物的诞生，都承载着科学家们无尽的智慧与汗水，都凝聚着对人类健康的不懈追求。

在这条研发的征途上，前期研究是推开这扇未知大门的第一步。在这个阶段，科学家们像侦探一样，搜集着疾病的蛛丝马迹，寻找着那可能导致疾病的元凶——靶点。这些靶点，就像是疾病身上的"开关"，一旦找到并成功干预，就有可能扭转疾病的进程。而这一过程，需要的不仅仅是深厚的医学知识，更需要敏锐的洞察力和不懈的探索精神。

靶点的发现，就如同点亮了这条征途中的一盏明灯，照亮了前行的道路，也为后续的药物研发提供了明确的目标。科学家们需要通过先进的生物技术，如基因测序、蛋白质组学等，对疾病进行深入剖析，搜寻那些与疾病发生发展密切相关的分子靶点。一个靶点的发现，预示着一种新的治疗策略的诞生，以及为无数患者带来的希望。

然而，靶点发现只是新药研发万里长征的第一步。接下来就是药物分子的设计阶段，这一阶段科学家们需要运用他们的智慧和创造力，将那些看似简单的化学元素组合成具有特定功能的药物分子。设计的药物分子不仅要能够与靶点完美结合，还要具有良好的药代动力学性质，确保药物在体内能够稳定存在并发挥药效。

药物分子的设计并非一蹴而就，它需要经过无数次的尝试和修改。

这就是药物分子优化的过程。在这个阶段，科学家们会对设计出的药物分子进行严格的筛选和评估，不断优化药物的结构和性质，以提高其药效和安全性。

新药研发实验室是孕育希望的地方，是新药启航的地方。在这里，科学家们用他们的智慧和汗水，将一个个看似不可能的想法变成了现实。他们凭借着坚韧不拔的意志，勇于创新的精神，以及对病者深深的悲悯和强大的责任心，在这个寄托着人类攻克疾病无限期许的地方，日以继夜地工作，只为那一丝可能改变世界的灵感。让我们一同期待，从这个神圣的地方诞生出更多改变世界的新药，为人类的健康事业贡献更大的力量！

第 3 章
临床前研究——新药诞生前的"幕后英雄"

在医学界,新药的诞生总是令人瞩目,孕育这样一个高光时刻需要一个默默无闻但至关重要的环节——临床前研究,它如同一位严谨的侦探,在药物进入临床试验之前,对药物进行全方位的考察和评估,确保其在人体内的安全性和有效性。本章就带您走进这个神秘而重要的世界,感受临床前研究的严谨与细致。

3.1 细胞实验:微观世界的较量

想象一下,如果我们把人体比作一个庞大的城市,那么细胞就是这座城市中忙碌的居民。而药物研发中的细胞实验,就像是侦探在微小的细胞世界里寻找药物作用的线索。

在这个微观世界里,科学家们运用各种先进的显微镜和实验技术,观察细胞在不同环境下的生长、繁殖和死亡过程。他们通过改变细胞的培养条件,如添加不同的营养物质、药物等,来模拟人体内的各种生理和病理状态。仔细观察药物与细胞的互动,看它们是如何进入细胞,与细胞内的分子相互作用,以及最终如何影响细胞的功能和命运的。

细胞实验不仅能够帮助我们了解药物的作用机制，还能够为药物的安全性评估提供重要依据。通过观察药物在不同细胞类型中的反应，科学家们可以预测药物在人体内的潜在副作用和毒性，从而确保药物在临床试验中的安全性。

可以说细胞实验是新药研发旅程中的第一次实战演练，也是一次充满科学魅力与技术挑战的精密操作。在这一阶段，科学家们需要将精心设计的候选药物分子送入培养皿这个微观世界中进行观察。

这些能模拟人体内生物环境的培养皿是怎么打造的呢？首先科学家们需要进行细胞的获取与培养。通过精细的手术操作或特定的生物技术，从人体组织中分离出所需的细胞，并将其置于含有丰富营养物质和生长因子的培养基中。这些细胞在无菌、恒温、恒湿且营养充足的条件下茁壮成长，逐渐形成一个微观的细胞社会，为后续的体外验证提供了理想的实验模型。为了确保实验结果的准确性和可靠性，科学家们会对这些细胞进行严格的质控和标准化处理。他们通过显微镜观察细胞的形态和生长状态，确保细胞系具有稳定的遗传背景和一致的生物学特性。同时，他们还会利用先进的分子生物学技术，对细胞进行基因测序和表达谱分析，以进一步确认细胞的身份和功能状态。这些装载着特定细胞的培养皿就如同模拟人体内生物环境的"微观实验室"，让科学家对药物分子的表现有了更直观的观察环境。

这种模拟生物环境的培养皿搭建好后，科学家们开始将候选药物分子引入这个微观世界中。他们利用高精度的微量移液器，将药物分子以微小的剂量加入培养皿中，使其与细胞内的靶点进行亲密接触。这一过程就像是在微观尺度上进行的一场精密的匹配游戏，屏息凝视，只为等待那决定性的一刻。

然而，如何准确地评估候选药物分子和靶点的契合度，并不是一件简单的事情。科学家们需要运用一系列高精尖的技术手段，对药物分子与细胞之间的相互作用进行深入探究。

比如，细胞增殖抑制试验就是评估药物活性的一种重要方法。科学家们通过测量药物作用后细胞生长速度的变化，来判断药物对细胞增殖的影响。如果药物能够有效地抑制细胞的增殖，就说明它与靶点之间的契合度较高，具有潜在的疗效。这一试验就像是观察钥匙插入后，锁是否停止了转动的直观指标，为科学家们提供了药物活性的初步判断。

除了细胞增殖抑制试验外，酶活性测定也能用于评估药物与靶点契合度。通过测量特定酶活性的变化，科学家们能判断出药物对生物化学反应的干预能力。如果药物能够与靶点结合并抑制其酶活性，就说明它与靶点之间的契合度较高，具有潜在的疗效和安全性。

还有基因表达分析技术，在评估药物长期疗效和安全性上是非常有力的手段。科学家们通过检测药物作用后基因表达模式的变化，可以评估出药物对细胞功能的长远影响。如果药物能够引起特定基因的表达变化，就说明它与靶点之间的契合度较高，具有潜在的疗效和安全性。这一分析深入到细胞信息的最底层，为科学家们提供了药物作用机制的全面理解。

最后，科学家们需要系统分析这些实验数据进行药物分子的最优选择。这些实验数据就像是从微观世界中传来的宝贵情报，每一份报告都蕴含着药物分子活性、选择性及初步安全性的关键信息。科学家们如同密码破译员，通过对这些数据的仔细分析比对来找到那些显示出高潜力、低副作用的药物分子；利用统计学方法和先进的计算工具，对数据进行深入挖掘和交叉验证，以确保结果的准确性和可靠性。在这个过程中，科学家们还需要不断地进行实验设计的优化和技术手段的更新。他们通过改进实验条件、调整药物剂量、改变给药方式等手段，来探索不同条件下药物与细胞之间的相互作用。

经过一系列精心设计的实验和深入的数据分析，科学家们将能够初步判断哪些药物分子更有潜力，值得进一步研究。这些被选中的药物分子，就有机会进入下一轮的动物实验进行打磨与试炼，进一步验证其疗效和安全性。

3.2 动物实验：小试牛刀

动物实验室是药物分子进入真实生物体的第一步。科学家们通过培育具有特定疾病特征的动物模型，来模拟人类疾病的状态和进程。为科学家们提供了研究疾病的独特视角和工具，让微观世界研究获得的药物分子有了初步"小试牛刀"的机会和场景。

在实验中，科学家们需要将经过细胞实验的候选药物分子注入实验动物体内，在动物模型中测试药物对疾病的治疗效果，并观察药物在动物体内的代谢和排泄过程。这些实验不仅能够帮助我们了解药物在人体内的可能作用方式和效果，还能够为药物的剂量选择和给药途径提供参考依据。与此同时，通过观察药物在动物体内的反应和副作用，我们可以预测药物在人体内的潜在风险，并采取相应的措施来降低这些风险，从而全面研究和评估药物分子的药效学、药代动力学及安全性。

那么一个严谨有效的动物实验都包含哪些步骤呢？

3.2.1 实验设计

新药研发的动物实验是一场科学与人道交织的探索之旅，其起点——实验设计，如同航海的罗盘指引着整个研究的方向，这是决定这场探索能否成功抵达彼岸的第一步。

首先实验设计需要始于一个清晰的目标：针对什么疾病，达到怎样的治理效果。比如，为了研发一种针对阿尔茨海默病的新药，科学家们设定了明确的目标：减缓或逆转该疾病的认知衰退。

其次选择动物种类及数量，这一点非常关键，科学家们要如同精明的园艺师，细心挑选最适合的"土壤"——动物模型，才能最贴近实际情况地验证药物分子的效果，要知道不是所有的动物都能成为新药的"试金石"。科学家们需要根据药物的特性和预期用途，选择与人类在生物学上接近的动物作为模型。通常，小鼠、大鼠、犬或猴等动物会被选为实验对象。它们与人类在生理、生化及遗传等方面具有相似性，因此能够较好地模拟药物在人体内的反应。以阿尔茨海默病为例，科学家们可能需要选择老年小鼠作为模型，因为它们的大脑会随着年龄的增长而出现类似人类的认知衰退。

与此同时，确定动物的数量则需精准计算，既要保证统计学的有效性，又要尽量减少不必要的牺牲。这就像是在烹饪一道复杂的菜肴时，既要确保食材的充足，又要避免浪费。

接着选择给药的方式及剂量，更是实验设计中的精细之处。科学家们需要探索出最佳的药物输送路径和剂量范围，以确保新药能够准确地到达目标并发挥作用。就像是在制作一道美味的汤品时，厨师会精心选择食材、掌握火候和调味品的用量，以期达到最佳的口感和营养价值。

然而，在实验设计的宏伟蓝图背后，还有一道不可或缺的伦理关卡。每一次动物实验的进行，都是对生命尊严的一次考验。因此，科学家们必须致力于确保实验动物的权益，遵循严格的动物福利与伦理规范。以阿尔茨海默病新药研发为例，在实验前会进行充分的伦理审查，确保实验过程中动物的福利得到最大程度的保障。实验过程中需采用无痛注射技术，提供舒适的居住环境，定期监测动物的健康状况，并尽量减少实验对动物造成的痛苦和不适。比如科学家们会采用一种名为"水迷宫"的实验设计来评估新药对阿尔茨海默病小鼠认知功能的影响。在这个迷宫中，小鼠需要找到隐藏在水下的平台来逃脱水域。通过观察小鼠找到平台所需的时间和路径，科学家们可以评估新药对小鼠认知能力的改善程度。这种设计方法既科学又有趣，让科学家们能够在严谨的实验环境中探索新药的潜力。

3.2.2 实验动物准备

确定了合适的动物品种和数量后，一场关于精细与关爱的筹备工作悄然拉开序幕。科学家们的眼神中既有对未知的好奇，又有对这些小生命的深深敬意。他们深知，每一个细微的差错都可能影响到实验结果的准确性，更可能对这些无辜的生命造成不必要的伤害。因此，对实验动物进行严格的身体检查，成为这一阶段的重头戏。

这不仅仅是一场体检，更是一次对生命的尊重与呵护。科学家们运用先进的医疗设备，从心脏的每一次跳动到肺部的每一次呼吸，从血液的细微成分到皮肤的每一寸纹理，都不放过任何可能的异常迹象。他们像是在进行一场无声的对话，试图从每一个细微的数据中读取这些小生命的故事，确保它们能够以最佳的状态踏上这场科学的征途。

而除了健康的体魄，一个舒适、干净的生活环境也是实验动物准备中不可或缺的一环。科学家们精心设计了它们的"临时家园"，从温度到湿度，从光照到噪声控制，每一个细节都力求模拟出最接近自然的环境。在这里，没有冰冷的铁笼，取而代之的是温暖舒适的居所，柔软的垫料，以及丰富多样的玩具，旨在减少实验给它们带来的心理压力，让它们感受到家的温暖。

不仅如此，科学家们还会定期为这些"特别居民"举办小型的"娱乐活动"，比如放置一些可以激发它们探索欲的小道具，或是在安全的前提下，允许它们进行适量的户外活动，享受阳光与新鲜空气。这样的举措，不仅促进了动物们的身心健康，也让整个实验过程充满了人文关怀。

在这个过程中，科学家们不仅是研究者，更是守护者。他们深刻理解，每一次实验的背后，都是对这些生命体无声的承诺——承诺将以最科学、最人道的方式进行探索，承诺将每一次实验的成果转化为推动人类进步的力量,同时也承诺,无论结果如何,都将给予这些"小伙伴"应有的尊重与感激。

3.2.3 给药与观察

按照实验方案,科学家们会通过口服、注射或吸入等方式给予动物候选药物分子。给药方式的选择看似简单,实则蕴含着无尽的学问与技巧。科学家们需要根据实验设计,选择最适合的给药方式:口服,如同为动物准备的一场味觉盛宴,药物分子随着食物悄然进入体内;注射,则是一场速度与精准的较量,药液在毫厘之间被注入血液,开启一场全身性的旅行;吸入,则让药物分子化作轻盈的雾气,悄悄渗透进每一次呼吸之中。每一种方式,都是对药物作用机制的一次深刻探索,也是对动物生理反应的一次温柔触碰。

给药之后,科学家们需要马上变成最敏锐的侦探,目光如炬,不放过任何一丝细微的变化。动物的行为是他们解读药物效应的第一本"无字天书"。活动量的增减、食欲的起伏、精神状态的微妙波动,都是药物在体内作用的直接映射。而生理指标的监测,则更像是一场高科技的"体检",体温的微小升降、心率的快慢变化、呼吸频率的节律调整,都在无声地诉说着药物与机体之间的相互作用。

更为深入的是,科学家们还会定期采集血液、尿液或组织样本,这些看似平凡的液体与细胞,实则蕴藏着生命的奥秘。通过生化分析,他们得以窥见药物如何在分子层面上影响机体的代谢与功能;而病理学检查,则如同显微镜下的探险,揭示着药物可能带来的细微结构变化,无论是细胞的轻微肿胀,还是组织的微妙重构,都逃不过科学家们的火眼金睛。

这一阶段，是动物实验中最为关键的一环，它不仅仅是数据的收集与整理，更是智慧与耐心的碰撞。科学家们需要像猎豹一样敏捷，捕捉到任何可能表明药物作用或毒性的瞬间；同时，他们也要像老僧入定般沉静，细心分析每一个观察结果，因为他们的每一个发现，都可能成为优化药物分子的宝贵线索，甚至是开启新药研发大门的关键钥匙。

3.2.4 数据分析与评估

当科学家们从实验的田野中辛勤耕耘，收集到那一颗颗珍贵的数据之果后，他们便踏入了数据分析这座充满无限可能的殿堂，开始一场关于药效、药代动力学特性及安全性的深度探索与评估之旅。他们如同精明的矿工，手握统计学这一强大的工具，穿梭于数据的山脉之间，寻找那些能够揭示药物真实面貌的金矿。小心翼翼地比较实验组与对照组之间的差异，如同是在对比两颗看似相似却又截然不同的宝石，试图从中发现药物作用机制的微妙痕迹和显著效果。

在这个过程中，每一种统计学方法都是科学家们手中的魔法棒，它们能够将杂乱无章的数据点编织成一幅幅清晰的图案，让药物的疗效和潜在问题无所遁形。科学家们对数据的每一次深入挖掘，都是对药物作用关键节点的精准定位，也是对潜在安全隐患的敏锐洞察。他们不能放过任何一个异常的数据波动，因为那可能是药物作用机制的重要线索，也可能是未来临床应用中需要格外警惕的风险信号。

数据分析后的评估阶段则是这场数据探索之旅的终点,也是新药诞生的关键。科学家们会像严谨的法官一样,根据数据的分析结果,初步判断药物是否具有预期的疗效。他们深知,每一个"是"或"否"的结论,都可能意味着无数患者的希望或失望。因此,他们必须确保每一个判断都基于最坚实的数据支撑,每一个结论都经过最严格的逻辑推敲。

与此同时,安全性评估更是重中之重。科学家们会像细心的守护者,仔细审视数据中的每一个细节,寻找药物可能带来的毒性或副作用的迹象。因为他们深知,新药的研发不仅仅是为了追求疗效,更要追求在安全的前提下,为人类健康带来真正的福祉。因此,他们会反复验证,不断推敲,直到确信这颗新药之星的光芒不会因任何安全隐患而黯淡。

正是这样科学、严谨的数据分析与评估过程,构建了新药研发的坚固桥梁,连接着实验室的探索与临床的应用。在这场数据与智慧的较量中,科学家们不仅是在探索药物的未知世界,更是在为人类的健康未来绘制一幅幅充满希望的蓝图。

总的来说,动物实验在新药研发中具有不可替代的重要作用。它不仅能够验证药物在生物体内的实际效果,为临床试验提供可靠的基础数据,还能发现潜在的安全隐患,减少临床试验的风险和成本。

首先,动物实验为科学家们提供了验证药物效果的重要平台。在体外验证中,科学家们已经初步确认了药物与靶点的契合度。然而这种契合度是否能够在生物体内得到验证,还需要通过动物实验来进一步确认。在动物实验中,科学家们可以观察药物在生物体内的分布、代谢和排泄情况,了解药物的药代动力学特性;通过检测动物体内的生化指标和病理学变化来评估药物的药效和安全性。这些数据为新药研发提供了重要的参考依据,给科学家们判断药物是否具有进一步研发的潜力提供了有力证据。

其次,动物实验能够帮助科学家们发现潜在的安全隐患。在体外验证中,由于实验条件的限制,一些潜在的毒性或副作用可能无法被完全揭示。而在动物实验中,科学家们可以更加全面地观察药物对生物体的影响,发现可能存在的安全隐患。例如,一些药物在体外验证中表现出良好的活性,但在动物实验中却可能导致严重的毒性反应。这种毒性反应可能是由于药物在生物体内的代谢途径与预期不同,或者药物与生物体内的其他分子发生相互作用而产生的。通过动物实验,科学家们能够及时发现这些潜在的安全隐患,避免在后续临床试验中的风险。

最后,动物实验为科学家们提供了优化药物分子的宝贵机会。在动物实验中,科学家们可以通过不断调整药物剂量、给药途径或分子结构,来观察药物对生物体的影响。他们可以根据实验结果,逐步打磨出那把能够精准开启疾病之门的"完美钥匙"。这个过程需要科学家们具备丰富的经验和敏锐的洞察力。他们需要根据实验结果,判断哪些调整能够带来更好的疗效和更低的安全性风险。通过不断的试错和优化,科学家们才能够逐步逼近那个完美的药物分子。

经历了从实验室的初步发现到动物实验的考研,一个相对完美的新药物分子终于从实验室走向了临床,它将迎来自己成为真正药物的最后一轮挑战——临床实验。这将是药物研发过程中最艰巨且最耗费时间和财力的阶段，也是新药问世的必经之路。这段路程的精彩故事我们将在后续章节中继续展开。

3.3 实验评估：药物安全性的"守门人"

新药研发是一场漫长而又精彩的探险之旅，在这段旅程中，一系列的评估如同新药的安全性"守门人"，保障着患者的生命健康。这一小节就让我们一起揭开评估的神秘面纱，了解它们在新药研发中的关键作用。

3.3.1 毒理学：药物的"体检报告"

当我们谈论药物的"体检报告"时，实际上是在谈论毒理学研究。毒理学，这个听起来有些"冷酷"的学科，其实是在用科学的方法评估药物可能对人体产生的各种影响。就像我们在体检时会检查身体各项指标是否正常一样，毒理学研究也是在用各种实验方法来检测药物的"健康"状况。

在毒理学研究中，科学家们会运用各种实验动物模型，如小鼠、大鼠、兔子等，来模拟人体对药物的反应。他们会观察药物在动物体内的代谢过程、分布规律以及可能产生的毒性反应。通过这些研究，科学家们可以初步了解药物的安全性，并为后续的临床试验提供重要的参考依据。

当然，毒理学研究并不仅仅局限于动物实验。随着科学技术的不断进步,现代毒理学已经发展出了许多新的研究方法和技术,如高通量筛选、基因组学、蛋白质组学等。这些新技术的应用使得毒理学研究更加深入、全面,为新药研发提供了更加有力的支持。

3.3.2 安全性评估:药物的"保险绳"

如果说毒理学研究是药物的"体检报告",那么安全性评估就是药物的"保险绳"。在药物研发的过程中,安全性评估贯穿始终,确保每一个步骤都符合安全标准。

在临床试验之前,科学家们会进行一系列的非临床研究,如体外实验、动物实验等,来评估药物的安全性。这些研究的结果将为后续的临床试验提供重要参考依据。在临床试验阶段,科学家们会密切关注患者的反应,记录任何可能出现的不良反应,并根据这些反应来调整药物的剂量和用法。

除了临床试验外,药物上市后还需要进行长期的监测和评估。科学家们会收集和分析来自患者的反馈信息,以及药物在市场上的使用情况,以确保药物的安全性和有效性得到持续的保障。

安全性评估不仅仅是一个简单的"是"或"否"的问题,而是一个需要综合考虑多种因素的复杂过程。科学家们需要权衡药物的疗效和安全性,找到最佳的平衡点。在这个过程中,他们需要运用丰富的专业知识和经验,以及敏锐的洞察力和判断力。

3.3.3 疗效的验证:药物的"试金石"

药物疗效的验证也是临床前研究的重要任务之一。科学家们会通过各种体外实验和动物实验来模拟药物在人体内的治疗作用，评估其疗效和机制。这些实验不仅要求科学家们具备深厚的医学和药学知识，还需要他们具备创新思维和探索精神。

在药物疗效验证的过程中，科学家们会关注多个方面的指标，如药效学指标、药代动力学指标等。他们通过设计合理的实验方案，确保能够全面、准确地评估药物的疗效。同时，他们还会关注药物的作用机制和靶点，为后续的临床试验提供科学依据。

3.3.4 风险的平衡：疗效与安全的"跷跷板"

在药物研发的过程中，疗效和安全性往往是一对"跷跷板"。科学家们需要在这两者之间找到平衡点，确保药物在提供治疗效果的同时，尽可能减少副作用和风险。

这个平衡点并不容易找到。一方面，药物的疗效是研发的核心目标之一，科学家们需要不断追求更高的疗效；另一方面，药物的安全性也至关重要，任何可能的风险都需要被严格控制和评估。

为了找到这个平衡点，科学家们需要进行大量的研究和试验。他们需要在实验室里模拟各种可能的情况，观察药物在不同条件下的反应；他们还需要在临床试验中密切关注患者的反应，及时调整治疗方案，逐渐找到最佳的平衡点。确保药物在提供治疗效果的同时，尽可能减少副作用和风险。

当然，这个平衡点并不是一成不变的。随着医学的不断发展和新药的不断涌现，科学家们需要不断更新和优化这个平衡点。这就需要科学家们保持敏锐的洞察力和判断力，不断学习和探索新的知识和技术。

小结 新药从理论到初步实现

新药从理论到初步实现的过程中，临床前研究发挥着重要作用，它为科学家们提供了全面、准确、可靠的数据支持，帮助他们更好地认识药物的特性和作用机制，更准确地评估药物的安全性和有效性。临床前研究还提供了更加广阔的研究领域和合作机会，推动着医学研究的不断进步和发展。

随着科技的不断进步，临床前研究也将迎来更加广阔的发展前景。未来，科学家们将利用更加先进的技术和方法来评估药物的安全性和有效性，针对更加复杂的疾病和症状进行精准治疗，从而开发出更加安全、有效、方便的药物来满足患者的需求。

经过细胞实验和动物模型的验证后，药物终于迎来了从实验室到临床的"升级"之路。这些实验为我们提供了药物安全性和有效性的初步证据并为我们指明了药物研发的方向和前景。在后续的章节中将会对药物临床试验进行详细介绍，带你了解新药从试验到上市还将面临哪些考验。

第 4 章
临床试验的准备与启动——蓄势待发

在新药研发的旅程中,临床试验无疑是最重要的环节之一,它标志着新药从实验室的理论研究迈入了实践应用的门槛。在启动正式的临床试验前,一系列的准备是不可或缺的,它会很大程度上影响到我们的试验结果和试验费用。

4.1 临床试验为何如此重要?

临床试验就像是药物的"高考",只有在真实的人体环境中通过考验,才有可能被应用到真正的疾病治疗过程中。

首先,临床试验提供了直接观察新药在人体内的反应和效果的机会。在严格的实验条件下,科学家和医生们可以系统地评估新药的疗效、副作用以及可能的风险。这些宝贵的数据将为科学家们后续的研究和决策提供重要的参考依据。

其次,临床试验也是新药上市前必须经过的法定程序。只有通过临床试验的验证,新药才能获得国家药品监管部门的批准正式上市销售。如果一款新药没有经过临床试验就直接推向市场,它将有可能给患者带来意想不到的伤害,临床试验这一过程确保了新药的质量和安全，更保障了患者的生命安全。

临床试验能够得到广泛的接受和认可，主要是由于它有着极高的严谨和公正性。在临床试验中，研究人员必须遵循严格的研究设计和评估标准，确保试验获得的数据真实可靠。同时，他们还必须尊重每一个参与者的权益和选择，确保他们在试验过程中得到充分的保障和关爱。

为了确保试验的严谨性，研究人员通常会采用多种方法来控制试验质量。例如，他们可能会采用标准化的试验方案和数据收集方法；使用专业的统计软件来分析数据；邀请独立的第三方机构来监督试验过程等。这些措施都是为了确保试验结果能尽可能地准确可靠。

同时，为了确保临床试验的公正性，在试验过程中，研究人员必须尊重每一个参与者的权益和选择。他们必须确保参与者在充分了解试验内容和风险后自愿参加；在试验过程中得到充分的医疗保障和关爱；在试验结束后得到及时的结果反馈和后续治疗建议等。这些措施都是为了保障参与者的权益和利益。

在临床试验中，药物会被分为不同的组别，如对照组（使用安慰剂或现有治疗方法）和实验组（使用新药）。通过对比两组的治疗效果，研究人员可以准确地评估新药的疗效。同时，他们还会密切关注参与者的身体反应，来评判药物的安全性。

如果说药物研发是一场马拉松，那么临床试验就是这场马拉松的"最后一公里"。在这一阶段，药物需要经过严格的测试和评估。只有通过这一关，药物才能被真正推向市场。

这样的过程虽然烦琐而漫长，但它却为我们提供了药物在真实世界中的表现数据。这些数据不仅可以帮助我们了解药物的疗效和安全性,还可以指导我们如何更好地使用这些药物。

当然,临床试验并不是一帆风顺的。在试验过程中,可能会出现各种预料之外的情况和问题。例如,某些参与者可能会出现不良反应;某些疗效指标可能无法达到预期水平等。但是,正是有了这些问题和挑战,研究人员才有了不断改进和优化试验方案的动力,从而使药物更加安全和有效。

4.2 临床试验前需要做哪些准备?

4.2.1 策划方案:精心策划,步步为营

在临床试验正式启动之前,一场精心策划、步步为营的筹备战役就打响了。每一步都如同铺设一条通往科学殿堂的成功之路,每一个细节都至关重要,不容有失。这不仅仅是一次简单的试验启动,更是对人类健康未来的探索与承诺。

研究人员需要制订详细的试验方案,这一过程犹如绘制一幅精密的蓝图,需要将每一个细节都勾勒出来。试验目的,是他们前行的灯塔,它照亮了研究的方向,让他们知道为何而战;试验方法,是他们手中的利剑,必须锋利且精准,能够直击疾病的要害;合适的试验对象,如同挑选勇敢的战士,有了这些参与者提供的宝贵数据与反馈,研究人员才能更好地评估药效;时间的安排,控制着战役的节奏,既要保证试验的效率,又要确保每一步都走得稳健;试验地点确定,则是搭建战场的基石,一个设施完备、环境适宜的临床

试验基地,是试验成功的关键条件。

为了确保试验方案的可行性与有效性,研究人员还需要进行深入的市场调研,了解当前医疗领域的最新进展和竞争态势,以确保他们的试验方案具有前瞻性和创新性。同时,研究人员还需要与监管机构进行充分沟通,确保试验方案符合相关法律法规的要求,为试验的顺利进行提供法律保障。

这一切,都需要根据新药的特点和疾病的特征,进行周密的设计与考量,为接下来的每一步打下坚实的基础。

有了详细的试验方案后,就需要组建一支专业的试验团队,这支队伍如同一支多兵种联合作战的精英部队,每一位成员都需要是各自领域的佼佼者。医生,作为团队的指挥官,他们拥有丰富的临床经验和深厚的医学知识,负责试验的整体规划与执行;护士,是温柔的守护者,他们用细心与耐心,确保每一位受试者的安全与舒适;科研人员,是探索未知的先锋,他们运用先进的科研技术,深入挖掘数据的奥秘;数据分析师,是幕后的智囊团,他们用数据说话,为试验提供科学严谨的支持。团队成员之间需要建立良好的沟通与协作机制,确保信息畅通无阻,问题能够及时解决。除了找到这样一群优秀的人组成团队,还需要对团队成员进行系统的培训,提高他们的专业素养和团队协作能力,为试验的顺利进行提供有力的人才保障。这样一个多元化、高效率的团队,才是试验顺利进行的坚强后盾。

除了人力,物资与设备的准备同样不容忽视。试验药物,作为这场战役的"弹药",其质量直接关系到试验的成败,每一粒药物都需经过严格的质量检测,确保其安全与有效;试剂与仪器,则是科研人员的"武器库",高精度的仪器与稳定的试剂,是获取准确数据的重要保障。为了确保物资与设备的充足和可靠,他们还需要与供应商建立稳定的合作关系,确保物资的及时供应和质量可控。同时,还需要对设备进行定期的维护和校准,保证其处于最佳的工作状态,为试验结果的准确性和可靠性提供有力的物质保障。

试验正式启动前对试验流程进行模拟和演练也不可或缺,充分的模拟和演练才能确保在实际操作中能够顺利进行。这包括制订详细的试验操作流程、应急预案以及质量控制计划等。通过模拟演练,研究人员还可以发现潜在的问题和风险,并及时进行调整和改进。

临床试验启动前的准备工作是一场全方位、多维度的筹备战役,它要求科研人员既要有宏观的战略眼光,又要有微观的细致操作;既要有严谨的科学态度,又要有高效的团队协作能力。每一步都凝聚着科研人员的智慧与汗水,每一环节都承载着对人类健康的深切关怀。

4.2.2 招募参与者:携手共进,共创未来

在临床试验的广阔舞台上,研究参与者的角色如同试验进程中的一抹亮色,照亮着新药研发的征途。这是一场科学探索的征程,更是一次人类智慧与勇气的集体展现。每一位研究参与者都是至关重要的角色,他们是试验的"亲历者",更是试验能否成功的"金钥匙"。

（1）招募患者：寻找志同道合的伙伴

招募患者如同在茫茫人海中寻找那些愿意携手共进、共同探索未知领域的勇士。为了吸引这些有志之士，社交媒体、专业论坛、医疗机构公告，甚至传统的报纸和电视广告，都成为传播招募信息的桥梁。每一条信息都承载着对科学进步的渴望，邀请着那些心怀梦想、勇于尝试的人们加入这场意义非凡的旅程。

在招募信息中，不仅需要介绍试验的背景、目的和意义，更需要着重强调参与者的价值与贡献。需要让参与者明白，他们的每一分努力，都将为人类的健康事业添砖加瓦；他们的每一次尝试，都可能成为解锁新疗法的关键。这样的呼唤，往往能触动人心，激发潜在参与者的热情与使命感。

（2）筛选与培训：打造一支精锐之师

招募只是开始，真正的挑战在于如何从众多报名者中筛选出最合适的研究参与者，并对他们进行严格的培训，以确保试验的顺利进行和数据的准确性。

筛选阶段，参与临床试验的医生会依据严格的纳入与排除标准，对候选人的年龄、性别、健康状况、过往病史等多个维度进行综合评估。这一过程看似冷酷，实则是对每一位参与者负责，也是对科学严谨性的坚守。只有最合适的个体，才能为试验带来最有价值的数据。

随后，入选的研究参与者将接受一系列专业的培训。这不仅仅是关于试验流程、药物使用方法的指导，更是一次深入的科学教育与心理健康辅导。通过这些培训，参与者能充分了解试验的重要性，掌握正确的自我监测与报告方法，同时也帮助他们建立起面对可能挑战的心理准备。这样的培训，旨在打造一支既专业又坚韧的研究队伍，确保他们在试验期间能够保持最佳状态，为科学贡献自己的力量。

4.2.3 启动仪式：开启征程，共筑梦想

当所有的准备工作都如精密的齿轮般咬合完毕，每一台设备调试至最佳状态，每一颗心因期待而怦怦跳动时，终于迎来了临床试验的启动仪式。这不仅仅是一个简单的仪式，更是标志着我们的探索与努力跨入了一个崭新的阶段。

启动仪式将邀请来试验相关的各方嘉宾，有医药界的权威专家，有投资界的慧眼伯乐，还有媒体的朋友，请他们共同见证这一历史性的瞬间。研究人员将向他们展示新药研发的艰辛历程与初步成果，希望通过这样的分享，让更多人理解新药研发的不易，感受科学探索的魅力，同时也展现研究团队的专业素养与雄厚实力。

在启动仪式上，有一个特别的环节，那就是向研究参与者们表达最深的感激之情。他们是这场科学征途中的无名英雄，用自己的勇气与奉献，为新药的诞生铺设了坚实的基石。因为正是有了他们的信任与支持，新药的研发才得以不断推进。

启动仪式，不仅仅是一个庆祝的时刻，它更像是一个庄严的誓师大会，宣告着一个新的起点。在这个起点上，每一个人都将肩负起更加重大的责任，怀揣着更加饱满的热情，以及比以往任何时候都要坚定的信念，共同开启一段全新的征程。临床试验的启动，是我

们向未知世界发出的勇敢宣言,是我们对未来健康的深情承诺。

4.3 研究参与者们:临床试验的勇士

研究参与者是临床试验最重要的人员,没有他们的参与和贡献,就没有新药的问世。参与临床试验的患者通常来自各行各业、各个年龄段和性别。他们可能是疾病的受害者,也可能是疾病的抗争者。通过参与临床试验,患者们不仅获得了最新的治疗方法和药物,也为医学进步做出自己的贡献。他们的经验和反馈对于研究人员来说非常宝贵,能帮助研究人员更好地了解药物在真实世界中的表现情况,从而优化和改进治疗方案。

当然,参与临床试验并不是一件轻松的事情。在试验过程中,患者们需要遵守严格的试验方案和规定;接受各种检查和评估;承担可能的不良反应和风险等。他们不仅是药物研发中的"试金石",更是推动医学进步的重要力量。

4.3.1 研究参与者的选择与付出

在临床试验的世界里,每一位研究参与者都是勇士。选择参与临床试验,往往是他们经过深思熟虑后的慎重决定。这种选择背后,是对医学事业的热爱,对人类健康的关注,以及对未知挑战的勇气。

成为临床试验研究参与者,需要经过严格的筛选和评估。研究人员会根据试验的要求,对研究参与者的身体状况、年龄、性别、遗传背景等因素进行综合考量。这一过程不仅要求研究参与者提供详尽的个人信息和健康状况，还需要他们接受一系列的身体检查和评估。这些烦琐而细致的准备工作，既是对研究参与者的尊重，也是对试验严谨性的保障。

一旦通过筛选，研究参与者们就需要按照试验方案进行一系列的检查、治疗和随访。这个过程漫长而复杂，需要研究参与者们付出极大的耐心和毅力。他们需要按时服药、认真记录身体状况、及时反馈不良反应，这些看似琐碎的操作，却是整个试验成功的关键。研究参与者们的付出和配合，为试验的顺利进行提供了重要保障。

除了身体上的付出，研究参与者们还需要承担一定的心理压力。他们可能会担心药物的安全性、疗效的不确定性，以及可能出现的不良反应。然而，他们始终保持着坚定的信念和积极的态度，勇敢面对挑战和困难。这种精神力量不仅让他们自己更加坚强，也为整个试验团队注入了信心和动力。

4.3.2　研究参与者的体验与感受

参与临床试验对研究参与者来说是一次特殊的体验。他们可能会经历一些不适和困难，但也会收获到希望和信心。这种体验让他们更加深入地了解了医学的复杂性和挑战性，也让他们更加珍惜生命和健康。

在试验过程中，研究参与者们会感受到来自研究人员的关心与照顾。他们会在专业医生的指导下进行治疗和随访，确保试验过程的安全和顺利。同时，他们也会与其他研究参与者交流经验和感受，共同面对挑战和困难。这种团结和互助的精神让研究参与者们感受到了温暖和力量。

当然，参与临床试验也并非一帆风顺。研究参与者们可能会面临一些不良反应和副作用。这些不适可能会让他们感到痛苦和困扰，但他们始终保持着乐观的心态和坚定的信念。他们不仅为自己的健康争取到了更多的机会和希望，更为全人类的健康事业贡献了自己的力量。

4.3.3 研究参与者的支持与鼓励

他们的积极态度和乐观心态是试验成功的重要因素之一。在试验过程中，研究参与者们会用自己的行动和言语为其他研究参与者树立榜样和信心。他们互相鼓励、互相支持，共同面对挑战和困难。这种团结和互助的精神不仅让试验更加顺利和高效，也让研究参与者们感受到了自己的价值和意义。

同时，新药研究人员也给予研究参与者足够的关注和尊重，通过各种方式表达对研究参与者的感激和敬意，如举办表彰活动、颁发荣誉证书等。这些举措不仅可以让研究参与者们感受到社会的认可和尊重，还可以激励更多的人加入临床试验研究参与者队伍中来。

此外，通过加强宣传和教育，提高公众对临床试验研究参与者的认识和了解，也让更多的人了解了临床试验的重要性和意义，了解了研究参与者的付出和贡献，从而激发更多的人积极参与到临床试验中来。为新药研发提供更多的支持和力量。

小结　新药试验扬帆起航

在临床研究的浩瀚征途中，每一次试验的启动都如同一次精心策划的航海探险，不仅承载着科学家们对未知领域的探索渴望，更寄托了无数患者对于新疗法的殷切期盼。这场名为"临床试验"的征程，从策划的那一刻起，便注定了它的不平凡。

（1）策划：绘制航海图，精心布局

临床试验的策划阶段，犹如航海家们在启航前绘制详尽的航海图。科研团队需对试验的每一个细节进行周密规划，包括试验目的、设计方案、预期成果、风险评估及应对措施等。这一环节要求科学家们具备敏锐的洞察力与严谨的逻辑思维，像侦探一样不放过任何一个可能影响试验结果的细微因素，确保试验的科学性与可行性。同时，伦理审查与法律法规的遵循也是策划中不可或缺的一部分，以保证试验的合法合规，保护受试者的权益。

（2）招募：集结勇士，共赴征程

招募合适的受试者，是临床试验蓄势待发阶段的关键一步。这相当于航海探险中招募勇敢无畏的水手。科研团队通过各种渠道，如医院、社交媒体、患者组织等，发布招募信息，寻找那些符合试验条件并愿意为科学进步贡献自己力量的志愿者。这一过程不仅考验着团队的宣传能力与沟通技巧，更体现了对受试者尊重与理解的态度。每一位受试者的加入，都为试验的成功增添了一份希望，他们是这场科学探险中最宝贵的伙伴。

（3）启动：扬帆起航，探索未知

当一切准备就绪，临床试验正式启动，如同航船终于扬帆起航，向着未知的海域进发。这一刻，凝聚了无数人的心血与期待。启动会上，科研团队、伦理委员会、资助机构及受试者代表齐聚一堂，共同见证这一激动人心的时刻。

临床试验的启动与准备，不仅仅是一项科研活动的开始，更是人类对抗疾病、追求健康生活的勇敢实践的开始。这是一场智慧与勇气的集结，新药临床试验蓄势待发，不仅是为了解决眼前的医学难题，更是为了照亮人类健康的未来，开启生命科学研究的新篇章。

第 5 章
新药临床试验的开展与监测

新药临床试验是对新药在人体内的安全性、有效性和适用性进行科学研究的过程。这个过程通常由医药公司、科研机构和医院等组织联合实施,旨在通过严格的科学验证,确保新药能够为患者带来真实的益处。这一阶段的"游戏规则"是怎么样的,新药的上市之路又会遇到哪些困难和挑战呢?

5.1 临床试验阶段的各个分期

在临床试验中,新药会经历多个阶段的考验,包括Ⅰ期、Ⅱ期、Ⅲ期和Ⅳ期临床试验。每个分期的目的、参与人数、研究重点和方法都有所不同,以保证新药能够在确保安全的前提下,发挥出最大的疗效。

5.1.1 Ⅰ期临床试验

(1)目的

初步的临床药理学及人体安全性评价试验。观察人体对于新药的耐受程度和药代动力学,为制订给药方案提供依据。

（2）参与人数

通常较少，一般在 10~100 名健康志愿者或特定疾病患者中进行。

（3）研究重点

重点在于评估药物的安全性，包括不良反应、剂量限制毒性（DLT）等，同时观察药物在人体内的吸收、分布、代谢和排泄过程。

（4）方法

多采用单剂量递增试验（Ⅰa 期）和多剂量递增试验（Ⅰb 期）的形式，通过逐步增加药物剂量来观察人体的反应。其中单剂量递增试验（Ⅰa 期）就像是给试药的人一点一点地增加药量，每次只给一个固定的量，然后看看身体对这个量有什么反应。这样做是为了找出药物在人体内的安全范围，也就是吃多少药不会让身体出问题。而多剂量递增试验（Ⅰb 期）则是在确定了安全范围后，再进一步看看如果连续吃几天或者几周，身体会有什么反应。也是像之前一样，一点一点地增加药量，但是这次是在一个更长的时间段里观察。

5.1.2　Ⅱ 期临床试验

（1）目的

治疗作用初步评价阶段。初步评价药物对目标适应证患者的治疗作用和安全性，并为Ⅲ期临床试验研究设计和给药剂量方案的确定提供依据。

（2）参与人数

相较于Ⅰ期有所增加，一般在 100~300 名患者中进行。

（3）研究重点

重点在于评估药物的有效性和安全性，包括剂量反应关系、给药方案、初步疗效等。同时，也会关注药物在不同患者群体中的适用性。

（4）方法

多采用随机盲法对照试验的形式，将患者分为试验组和对照组，以比较药物与现有疗法或安慰剂的效果。

5.1.3　Ⅲ期临床试验

（1）目的

治疗作用确证阶段。进一步验证药物对目标适应证患者的治疗作用和安全性，评价利益与风险关系，最终为药物注册申请的审查提供充分的依据。

（2）参与人数

人数显著增加，一般在300~3000名，甚至更多的患者中进行。

（3）研究重点

重点在于全面评估药物的有效性和安全性，包括与标准疗法的比较、长期疗效和安全性等。同时，也会关注药物在不同地区、不同人群中的适用性。

（4）方法

多采用大规模、多中心、随机盲法对照试验的形式，以确保试验结果的可靠性和可重复性。

5.1.4 Ⅳ期临床试验

（1）目的

新药上市后应用研究阶段。考察在广泛使用条件下的药物的疗效和不良反应，评价在普通或特殊人群中使用的利益与风险关系，以及改进给药剂量等。

（2）参与人数

人数根据药物使用情况和研究目的而定，可能涉及数千名甚至更多患者。

（3）研究重点

重点在于监测药物在真实世界中的使用情况和效果，包括长期疗效、不良反应、药物相互作用等。同时，也会关注药物在不同患者群体中的适用性和经济性。

（4）方法

多采用开放性研究的形式，不要求设对照组，但会根据需要对某些适应证或研究对象进行小样本随机对照研究。

综上所述，临床试验的各个分期在目的、参与人数、研究重点和方法等方面都存在明显的区别。这些区别确保了药物在研发过程中能够得到全面、系统的评估，从而为其最终上市和临床应用提供充分的科学依据。

5.2 临床试验中的标准和技术

5.2.1 试验设计：黄金标准

"随机""双盲""对照"被誉为临床试验的"黄金标准"，这一称号不仅是对其严谨设计的高度认可，更是对其在确保试验结果准确性和可靠性方面价值的肯定。那么，这一连串专业术语背后，究竟蕴含着怎样的深意与精妙呢？

（1）随机试验：公平之秤，消除偏见的艺术

在临床试验的舞台上，随机化原则扮演着公正无私的裁判角色。它要求所有参与者的分组不是基于研究者的主观偏好，也不是参与者的自我选择，而是通过严格的随机程序决定。这一过程类似于抛硬币，每个参与者被分配到新药组或对照组的概率是相等的，从而确保了试验的起点公平。

想象一下，如果研究者根据自己的判断，将病情较轻的患者归入新药组，而将病情较重的患者放入对照组，这无疑会引入一种难以量化的偏见，使得试验结果的天平从一开始就倾斜了。随机化的引入，就像是一位严谨的法官，它无情地剔除了这种人为的干扰，确保每组参与者在病情严重程度、年龄、性别乃至生活习惯等可能影响结果的因素上尽可能保持一致。这样一来，任何观察到的差异都可以更有信心地归因于药物本身的效果，而非其他混杂因素的干扰。

（2）双盲试验：心灵的屏障，追求真实的探索

如果说随机化是临床试验中的一把利剑，斩断了偏见与干扰的荆棘，那么双盲试验则是一道心灵的屏障，守护着试验结果免受主观

意愿的侵扰。在双盲试验中，不仅参与者不知道自己接受的是新药还是对照药物，就连研究者和数据分析人员也同样处于"盲态"，他们对分组情况一无所知。

这种设计的精妙之处在于，它极大地减少了心理作用对试验结果的影响。试想，如果参与者知道自己正在尝试一种全新的、可能具有突破性疗效的药物，他们可能会因为期待而产生积极的心理暗示，这种心理状态的改变可能会直接或间接地影响他们的生理反应，从而扭曲了药物的真实效果。同样，研究者如果知道哪些参与者接受了新药，可能会在评估疗效时不自觉地带有倾向性，影响结果的客观性。双盲试验通过消除这些潜在的心理干扰，确保了试验结果的纯净与真实，让数据说话，让科学发声。

（3）对照试验：比较的标尺，衡量进步的里程碑

对照试验，这一设计精髓在于"对照"二字。它要求除了接受新药治疗的组别外，还必须设立一个或多个对照组，对照组的参与者接受的是已经经过验证、疗效和安全性明确的药物或标准治疗方法。这样的设计，就像是在新药与现有疗法之间架起了一座桥梁，让研究者能够清晰地看到新药相较于现有疗法的优势或不足。

对照试验的价值在于它提供了一个参照系，使得新药的疗效和安全性评价不再是空中楼阁，而是有了实实在在的对比基础。当新药组的疗效显著优于对照组，且安全性相当或更优时，我们有理由相信，这种新药可能为患者带来新的希望。反之，如果新药的表现并不优于对照组，那么它的开发价值就需要重新审视。

5.2.2 招募标准:"战友"选择

临床试验对参与者的选择有着近乎苛刻的要求。因为研究者们深知每一位参与者的加入,对试验结果的准确性和可靠性都非常重要。因此,在招募之初,他们便精心制订了一套详尽的入选标准和排除标准,犹如战场上的选兵策略,旨在筛选出最合适的"战友"。

(1)入选标准

入选标准通常涵盖了年龄、性别、疾病类型与病情严重程度等多个维度,每一个细节都经过深思熟虑。

◎ 年龄:不同的药物可能对不同年龄段的人群有不同的效果和安全性。例如,一项针对阿尔茨海默病的新药试验,可能会特别关注65岁以上的老年人群体,因为这个年龄段是该病的主要发病人群。

◎ 性别:性别差异也可能影响药物的反应。在某些情况下,药物在男性和女性体内的代谢方式可能不同。因此,研究者可能会要求按照一定比例招募男性和女性参与者,以确保试验结果的全面性。

◎ 疾病类型与病情严重程度:这是入选标准中最核心的部分。以癌症临床试验为例,研究者可能会设定特定的癌症类型(如乳腺癌、肺癌)和病情分期(如早期、晚期),以确保所有参与者都处于相似的疾病背景中,从而更准确地评估药物的疗效。

(2)排除标准

排除标准是一道更为严格的筛网,它旨在剔除那些可能干扰试验结果的因素，确保试验的纯净性。它包括：并存疾病、用药史和不良生活习惯。

◎ 并存疾病：某些疾病或健康状况可能会影响药物的吸收、分布、代谢或排泄。例如，患有严重心脏病的患者可能不适合参与一项需要剧烈运动的药物试验，因为他们的心脏状况可能会干扰试验结果。

◎ 用药史：近期使用过可能影响试验结果的药物的参与者，也可能被排除在外。比如，一个正在服用抗抑郁药物的患者可能不适合参与一项评估新药对情绪影响的研究。

◎ 不良生活习惯：如酗酒、吸烟，可能成为排除的标准，因为这些习惯可能掩盖或加剧药物的某些效应。

随后让我们通过一个具体的临床试验案例，来深入了解"战友"选择的实战过程。假设有一项针对 2 型糖尿病的新药临床试验正在进行中。研究者们会制订以下入选和排除标准：

（1）入选标准

◎ 年龄在 30～70 岁之间。

◎ 确诊为 2 型糖尿病，且病情处于中度至重度。

◎ 近 3 个月内未使用过其他糖尿病治疗药物。

◎ 愿意并能够按照试验要求进行饮食和运动控制。

（2）排除标准

◎ 患有严重心血管疾病、肝肾功能不全或其他可能影响药物代谢的疾病。

◎ 近期有重大手术或创伤史。

◎ 孕妇或哺乳期妇女。

◎ 有药物或酒精滥用史。

通过这样的标准筛选，研究者们能够确保招募到的参与者具有相似的疾病背景和健康状况，从而最大限度地减少个体差异对试验结果的影响。这不仅是对参与者自身安全的负责，也是对试验结果准确性和科学性的坚守。

5.2.3 分析技术：让数字说话

在临床试验浩瀚的海洋中，数据无疑是那把开启新知之门的钥匙。这些数据涵盖了参与者的健康状况、药物反应等丰富信息，宛如一块块拼图，共同拼凑出药物疗效与安全性的全貌。这一过程不仅充满挑战，更蕴含着对科学严谨性的极致追求。

（1）数据的收集：细致入微的"体检"

在临床试验的征途中，研究者们扮演着"健康守护者"的角色，他们定期为参与者进行一场场细致入微的"体检"。这些体检项目繁多，从基本的身体状况检查，如身高、体重、血压，到更为复杂的生化指标检测，如血糖、血脂、肝功能等，无一不包含在内。此外，药物的剂量、用法，甚至是参与者日常生活中的饮食习惯、运动频率，也都被一一记录，以确保数据的全面性和多样性。

以一项针对新型抗抑郁药物的临床试验为例，研究者不仅关注参与者的抑郁症状改善情况，还会详细记录他们的睡眠质量、食欲变化、社交活动等，因为这些细微的变化都可能成为评估药物疗效的重要线索。同时，药物的副作用，如头晕、口干、嗜睡等，也会被详尽记录，以全面评估药物的安全性。

（2）数据的守护：准确与完整的双重保险

在数据的收集过程中，研究者们深知"失之毫厘，谬以千里"的道理，因此，他们像守护宝藏一样守护着每一份数据的准确性和完整性。这意味着，从数据记录的那一刻起，就必须确保信息的无误，任何微小的误差都可能对最终的分析结果产生重大影响。为了确保这一点，研究者们会采用双录入、交叉核对等多种手段，确保数据的"原汁原味"。

（3）数据分析：统计艺术的展现

当数据的宝库足够丰富时，真正的分析工作才刚刚开始。研究者们化身为统计艺术家，运用各种统计方法和软件，对这些宝贵的数据进行深入挖掘和分析。他们如同侦探，通过比较新药组和对照组的数据差异，抽丝剥茧，逐步揭开新药疗效和安全性的神秘面纱。

在这个过程中，研究者们会运用 t 检验、方差分析、生存分析等统计方法，对收集到的数据进行严格的数学处理，以期发现其中的规律和趋势。同时，他们还会巧妙地运用图形和表格，将数据可视化，使得复杂的分析结果变得直观易懂。正如一位资深研究员所说："一个好的图表，能让数据自己说话。"

然而，数据分析并非简单的数字游戏，它还需要研究者具备深厚的医学知识和敏锐的洞察力。例如，在分析新药对某种疾病的治疗效果时，研究者不仅要关注药物本身的直接作用，还要考虑疾病的不同阶段、患者的年龄、性别、遗传背景等多种因素，这些都可能影响到最终的分析结果。

（4）影响因素的考量：科学与谨慎的平衡

在数据分析的道路上，研究者们还需时刻警惕那些可能干扰结果的"隐形之手"。样本量的大小、统计方法的选择、试验设计的合理性，每一个细节都可能成为影响结果可靠性和准确性的关键因素。

样本量：足够的样本量是确保结果具有代表性的基础。过小的样本量可能导致结果的偶然性增加，而过大的样本量则可能带来不必要的资源浪费。因此，如何确定一个既经济又有效的样本量，是研究者们必须面对的挑战。

统计方法：不同的统计方法适用于不同的数据类型和研究目的。选择恰当的统计方法，如同为数据定制一套合适的"衣服"，既能展现数据的魅力，又能准确传达其背后的信息。

试验设计：一个精心设计的试验方案，能够最大限度地减少外部干扰，使结果更加纯净和可信。随机化、双盲法、安慰剂对照等设计原则，都是确保试验质量的重要武器。

（5）结果的解读与评估：智慧与审慎的碰撞

当数据分析的征程告一段落，研究者们面临的下一个挑战是如何准确解读和评估这些结果。他们像法官一样，需要综合考虑各种因素，对结果进行深入讨论和解释。这不仅需要扎实的专业知识，更需要敏锐的洞察力和批判性思维。

在解读结果时，研究者们会特别关注那些与预期不符或存在争议的数据点。他们会反复核查这些数据，寻找可能的解释，甚至不惜回到试验现场，重新收集数据，以确保每一个结论都建立在坚实的事实基础之上。

此外,将研究结果与其他相关研究进行比较和验证,也是确保结果普遍性和适用性的重要步骤。通过跨研究的一致性检验,研究者们能够更加自信地说:"我们的发现不仅仅是一个偶然,而是具有广泛意义的科学真理。"

5.2.4 伦理与法规:守护参与者的权益

临床试验必须遵循严格的伦理和法规要求,以确保参与者的权益得到保护。这些规定就像是临床试验中的"守护神",确保试验的公正性和参与者的安全。

(1)伦理审查

在临床试验开始前,研究者需要向伦理委员会提交试验方案,伦理委员会会对试验方案进行严格的评估和监督,确保试验符合伦理道德和法律法规的要求。他们会关注参与者的权益和安全,确保试验过程中不出现任何违法行为或不当操作。

(2)知情同意

在参与临床试验前,研究者需要向参与者详细介绍试验的目的、方法、风险和可能的益处等信息。然后,参与者需要签署知情同意书,表明自己愿意参与试验并接受相关的风险。知情同意书是保护参与者权益的重要文件之一,它确保了参与者在充分了解试验情况的基础上做出明智的决策。

(3)隐私保护

在临床试验中,参与者的隐私得到严格保护。研究者会确保参与者的个人信息不被泄露给未经授权的第三方。同时,他们还会采取措施,确保在发表试验结果时不会泄露参与者的身份和具体信息。

(4)人身安全

研究者需要确保试验过程中参与者的人身安全,避免给他们带来不必要的痛苦或伤害。如果试验过程中出现任何不良事件或严重副作用,研究者需要立即报告并采取相应的处理措施。

(5)公平原则

试验过程中需要确保所有符合条件的参与者都有机会参与试验。他们不能基于种族、性别、年龄、宗教信仰等因素歧视或排斥任何潜在的参与者。

5.3 临床试验监测与调整:确保试验顺利进行

为了确保临床试验的顺利进行,科学家们需要一双"眼睛"来时刻关注试验的进展,需要一颗"智慧大脑"来灵活应对各种变化。这双"眼睛"和"智慧大脑",就是我们要探讨的临床试验的监测与调整。

如果你是一位探险家,在未知的丛林中前行,你会怎么做?你一定会时刻留意周围的环境,观察天气变化、地形地貌,以及可能遇到的危险。同样,在临床试验中,科学家们也需要这样一双"眼睛",来观察试验的每一个环节,确保试验的安全和有效性。

而"智慧大脑"则负责在试验过程中灵活应对各种变化。当遇到问题时,它需要及时作出反应,调整试验方案,确保试验能够继续进行。这就像是在探险过程中，当遇到河流时，你需要找到合适的方式过河，或者选择绕行。

5.3.1 临床试验的监测：守护健康的"眼睛"

在临床试验中，监测就像是为试验过程安装了一双"眼睛"。这双"眼睛"由专业的监查人员组成，他们拥有丰富的医学知识和严谨的工作态度，是确保试验顺利进行的重要力量。

监查人员是临床试验中的"守护者"。他们的主要职责是确保试验的顺利进行，保障参与者的权益和安全。他们需要对试验过程进行全程监督，确保各项操作符合规定，及时发现和处理试验中的问题。同时，他们还需要与研究者、参与者等各方保持密切沟通，确保信息的畅通无阻。

监查人员的监测内容非常广泛，包括试验方案的执行情况、参与者的招募与筛选、药物的管理与使用、数据的收集与整理等。他们需要通过多种方法进行监测，如定期访视、电话随访、数据分析等。这些方法可以帮助他们及时发现试验中存在的问题，确保试验的顺利进行。

在监测过程中，监查人员会采用多种工具和技术手段，如监查报告、数据核查表、质量控制图等。这些工具和技术手段可以帮助他们更好地记录和分析试验数据，确保数据的准确性和可靠性。

下面我们来具体看看临床检测中最重要的安全性监测。

（1）安全性监测是什么？

安全性监测团队就像是一群隐形的守护者，时刻关注着试验的进展,确保参与者的安全与健康。它是临床试验中至关重要的一个环节,在试验过程中,科学家们会密切关注参与者的身体状况,观察他们是否出现了任何与试验药物相关的不良反应。这些不良反应可能是轻微的,如头痛、恶心;也可能是严重的,如心脏问题、过敏反应等。一旦出现任何问题,安全性监测团队会立即采取措施,保护参与者的安全,同时确保试验的顺利进行。

(2)如何保障安全性监测的严密性?

安全性监测团队的工作并非一蹴而就,而是一项长期、细致且烦琐的任务。他们需要对参与者的身体状况进行全方位的监测,从试验开始前的体检、病史询问,到试验过程中的定期检查、症状记录,再到试验结束后的随访观察,每个环节都不能有丝毫的马虎。

在试验开始前,安全性监测团队会对参与者进行全面的体检和病史询问,以了解他们的身体状况和潜在风险。在试验过程中,他们会定期收集参与者的生命体征数据、血液样本等,以评估试验药物对参与者的影响。同时,他们还会密切关注参与者的症状变化,一旦出现任何不良反应,都会立即进行记录并采取相应的处理措施。

(3)如何及时反应保护参与者安全?

安全性监测团队的反应速度是确保试验安全的关键。一旦发现参与者出现了与试验药物相关的不良反应,他们会立即启动应急机制,采取必要的措施来保护参与者的安全。这些措施可能包括暂停试验、调整药物剂量、更换药物等。同时,他们还会及时将情况报告给研究者和伦理委员会,以便他们做出进一步的决策。

除了对参与者的安全负责外,安全性监测团队还需要对试验数据进行严格的质量控制。他们会确保数据的准确性和完整性，以便为研究者提供可靠的试验结果。在试验结束后，他们还会对参与者进行长期的随访观察，以了解试验药物对他们的长期影响。

（4）如何与参与者携手，共同守护健康？

临床试验参与者不仅是被研究的对象，更是我们共同守护的对象。安全性监测团队会与参与者建立紧密的联系，关注他们的身体状况和心理变化。他们会向参与者解释试验的目的、过程和可能的风险，让他们充分了解并自愿参与试验。同时，他们还会为参与者提供必要的支持和帮助，如解答疑问、提供心理支持等。

在试验过程中，参与者可能会遇到各种问题和困难。安全性监测团队会耐心倾听他们的诉求和担忧，并尽力为他们提供帮助和支持。他们会让参与者感受到自己是被关心和被尊重的，从而增强他们的信心和合作意愿。

5.3.2 临床试验疗效评估：药物的"成绩单"

临床试验如同一次严格的考试，药物的疗效便是那张决定成败的"成绩单"。这张成绩单不仅反映了药物的实力和潜力，更是对患者和科学家们辛勤付出的最好回馈。

（1）疗效评估：临床试验的"核心考点"

当我们谈论临床试验时，药物的疗效往往是我们最关心的内容。毕竟，我们都希望所使用的药物能够有效治疗疾病，减轻痛苦。因此，在临床试验中，疗效评估成为科学家们关注的重点。他们通过一系列的实验设计和数据收集，对药物的疗效进行全面而深入的评估。

疗效评估的核心在于比较。科学家们会将接受药物治疗的患者与未接受药物治疗的对照组进行对比，观察两组患者在治疗效果上的差异。这种差异可能体现在病情的改善程度、症状的缓解时间、生活质量的提高等方面。通过对比分析，科学家们可以更加准确地评估药物的疗效。

（2）科学评估：确保疗效真实可靠

疗效评估并不是一件简单的事情。为了确保评估结果的准确性和可靠性，科学家们需要遵循严格的科学方法和规范。他们会制订详细的评估标准和指标，确保评估过程的一致性和可重复性。同时，他们还会采用多种评估方法和技术手段，如问卷调查、生理指标检测、影像学检查等，以获取更加全面和准确的数据。

在评估过程中，科学家们还会密切关注患者的反馈和体验。他们会与患者保持密切的沟通联系，了解他们的治疗感受和需求。这些反馈和体验对于评估药物的疗效至关重要，因为它们能够直接反映药物在实际应用中的效果和价值。

（3）动态监测：疗效评估的"持续进行"

疗效评估是一个持续进行的过程。在临床试验中，科学家们会定期对药物的疗效进行评估和监测。这种动态监测能够及时发现药物疗效的变化和波动，为科学家们提供重要的参考信息。

在动态监测过程中，科学家们会关注患者的病情变化、症状的缓解情况以及可能出现的不良反应等。他们会根据评估结果及时调整治疗方案或停止试验，以确保患者的安全和利益得到最大程度的保障。

（4）疗效不佳：调整方案或止步不前

当然，在临床试验中，药物的疗效并非总是如我们所愿。有时，我们可能会发现药物的疗效并不理想，甚至无法达到预期的治疗效果。这时，科学家们会面临一个重要的抉择：是继续调整治疗方案还是止步不前？

在面对这种情况时，科学家们会进行深入的分析和思考。他们会综合考虑药物的疗效、安全性、患者的需求和期望等多个因素，权衡利弊得失后做出明智的决策。如果药物的疗效确实不佳且无法改善，科学家们可能会选择停止试验或寻找其他更有效的治疗方法。

（5）疗效卓越：药物的"光荣榜"

当然，更多的情况下，我们会看到药物的疗效卓越且显著。这些药物在临床试验中表现出色，不仅能有效治疗疾病，减轻痛苦，还能提高患者的生活质量和幸福感。这些药物的"成绩单"上写满了荣誉和成就，它们成为医学领域的佼佼者和典范。

当这些药物成功通过临床试验并获得批准上市时，它们将为广大患者带来福音和希望。它们将成为患者治疗疾病的得力助手和可靠伙伴，帮助他们战胜病魔，重获健康。这些药物的卓越疗效将永远被铭记在医学史册上成为永恒的传奇。

（6）与患者携手：共同追求更好的疗效

在临床试验中，患者是药物的最终受益者也是疗效评估的重要参与者。因此，科学家们会积极与患者沟通和交流，了解他们的需求和期望，并尽可能满足他们的治疗需求。他们会倾听患者的声音和反馈，并据此调整治疗方案以提高药物的疗效和安全性。

同时患者也扮演着积极的角色，在疗效评估中发挥着重要作用。他们会按照医生的要求进行治疗并认真记录自己的病情变化、症状缓解情况等数据。这些数据将成为科学家们评估药物疗效的重要依据和参考。通过与患者的紧密合作和共同努力，科学家们能够更加准确地评估药物的疗效，并为其未来的应用和发展提供有力的支持。

5.3.3 临床试验沟通与合作：团队的力量

新药临床试验无疑是一场关乎生命、健康与希望的较量，也是科技与人类智慧交融的典范。在这场冒险的最不可或缺的就是哪些默默奉献、紧密合作的团队成员们。他们凭借对科学的热爱和对生命的敬畏，携手共进，攻克难关，为新药的诞生铺就了坚实的道路。

（1）团队的灵魂：科学家与医生

新药临床试验的起点，往往源于科学家们的灵感与努力。他们在实验室里埋头苦干，夜以继日地研究，以期发现能够治愈疾病的新药。而当这些新药初步展现出潜力时，医生们便接过了接力棒，开始将这些药物应用于实际的临床治疗中。

在这个过程中，科学家和医生们共同构成了团队的灵魂。他们之间的合作，如同交响乐团中的指挥与乐手，需要默契的配合与精准的指挥。科学家负责提供研究数据和理论支持，医生则根据这些数据和理论，制订合适的临床试验方案，确保试验的顺利进行。

(2）团队的基石：护士与参与者

如果说科学家和医生是团队的灵魂，那么护士和参与者则是团队的基石。他们在新药临床试验中扮演着至关重要的角色，是试验能否成功的关键所在。

护士们是临床试验中的"守护者"。他们负责为参与者提供全方位的护理与照顾，确保参与者在试验过程中的安全与舒适。同时，他们还需要与医生们紧密合作，确保试验数据的准确性和可靠性。

而参与者们则是临床试验的"英雄"。他们勇于尝试新药，用自己的身体为科学事业贡献力量。他们的勇敢与付出，不仅为新药的成功研发提供了可能，更为无数患者带来了希望与光明。

(3）团队的纽带：沟通与协作

在新药临床试验中，沟通与协作是团队成功的关键。科学家们需要与医生们保持密切的沟通，确保试验方案的科学性与可行性；医生们则需要与护士们紧密合作，确保试验过程中的安全与顺利；而参与者们则需要与团队成员建立信任与互动的关系，共同为试验的成功贡献力量。

此外，团队还需要与外部机构进行沟通与协作。监管机构负责监督试验的合规性与安全性；伦理委员会则负责评估试验的道德性与伦理性。团队需要与他们保持密切的联系与沟通，确保试验符合所有要求与规定。

(4）团队的魅力：挑战与机遇

新药临床试验是一场充满挑战与机遇的冒险之旅。在这个过程中，团队成员们需要面对各种未知的风险与困难，如药物的副作用、参与者的不适、试验数据的波动等。然而，正是这些挑战与困难，使得团队成员们更加紧密地团结在一起，共同为试验的成功而努力。

同时，新药临床试验也是一场充满机遇的盛宴。在这个过程中，团队成员们不仅能够获得宝贵的研究数据与经验，还能够为医学事业的发展贡献自己的力量。他们的工作不仅有助于推动新药的研发与应用，更能够为无数患者带来福音与希望。

新药临床试验是一场充满挑战与机遇的冒险之旅，也是一场展现团队力量的盛宴。在这个过程中，科学家们、医生、护士、参与者等各方需要密切合作、共同努力，确保试验的顺利进行。同时，他们还需要与监管机构、伦理委员会等外部机构保持沟通与合作，确保试验符合所有要求与规定。

5.3.4　临床试验调整：不断优化的过程

新药临床试验的每一步都充满了未知与变数，调整就像是为试验过程配备了一颗"智慧大脑"。这颗"智慧大脑"能够根据实际情况灵活应对各种变化，确保试验的顺利进行。

在试验过程中，可能会出现各种预料之外的情况。例如，参与者的病情可能会发生变化，药物可能会出现不良反应，试验数据可能会出现异常等。这些情况都需要研究者及时作出反应，制订相应的调整方案。经过调整后的试验方案，才能更好地符合实际情况和需要，确保试验的顺利进行和结果的可靠性。

当试验中出现问题时，研究者需要迅速作出反应，制订相应的调整方案。这些调整方案可能包括修改试验方案、调整药物剂量、增加或删除某些试验步骤等。在制订调整方案时，研究者需要充分考虑参与者的权益和安全，确保调整后的试验方案更加符合实际情况和需要。

除了针对具体问题的调整外，研究者还需要根据试验的进展情况及时调整研究策略。例如，在试验初期发现某些方法不可行或效果不佳时，研究者可以及时调整研究方法或增加新的研究内容；在试验后期发现某些结果具有重要意义时，研究者可以进一步深入探究或扩大研究范围。

这些调整和优化会对于新药研发具体有哪些积极的影响呢？让我们具体来了解一下。

（1）初识临床试验：探索未知的起点

临床试验，是新药研发过程中不可或缺的一环。它是新药从实验室走向患者的重要桥梁，是检验新药疗效与安全性的关键步骤。然而，这个过程并非一帆风顺。在试验初期，科学家们需要面对许多未知与挑战，如如何选择合适的参与者、如何制订科学的试验方案、如何确保试验数据的准确性等。

但正是这些未知与挑战，激发了科学家们不断探索、不断优化的决心。他们通过深入研究、广泛交流、精心策划，为试验的顺利进行奠定了坚实的基础。

（2）持续改进的旅程：不断优化与调整

随着试验的进行，科学家们会不断收集和分析数据，了解新药的疗效与安全性。在这个过程中，他们可能会发现一些意想不到的情况，如某些参与者出现了不良反应、某些指标未能达到预期效果等。这时，科学家们就需要根据试验的进展和结果，不断调整和优化试验方案。

这种持续改进的精神是药物研发中不可或缺的一部分。它要求科学家们具备敏锐的洞察力、果断的决策力以及不断创新的勇气。只有这样，才能确保试验的有效性和可靠性，为新药的成功上市奠定坚实的基础。

（3）持续改进的力量：科学与智慧的结晶

持续改进的力量是巨大的。它不仅能够提高试验的效率和准确性，还能够为新药研发带来更多的可能性。在临床试验中，科学家们通过不断优化试验方案，可以更好地了解新药的疗效与安全性，为新药的应用提供更准确的指导。

同时，持续改进还能够推动医学技术的进步和发展。通过不断总结和反思试验中的经验和教训，科学家们可以不断改进和完善药物研发的方法和技术，为未来的药物研发奠定更坚实的基础。

（4）持续改进的实例：见证奇迹的时刻

让我们来看一个真实的例子。在一项针对某种罕见病的新药临床试验中，科学家们最初设计的试验方案并未能达到预期效果。然而，他们并没有放弃，而是开始重新审视和分析试验数据。经过深入研究和广泛交流，他们发现了一种新的治疗方法，并成功将其应用于试验中。最终，这项试验取得了惊人的成果，新药不仅显著改善了患者的症状，还大幅度提高了患者的生活质量。这个例子充分展示了持续改进的力量和魅力。

（5）持续改进的未来：无限可能

随着医学技术的不断进步和发展，临床试验持续改进的前景也将更加广阔。未来，科学家们将能够利用更先进的技术和方法来优化试验方案，提高试验效率；同时，他们也将更加注重参与者的体验和安全性，确保试验过程更加人性化、更加安全可靠。

此外，随着大数据和人工智能技术的广泛应用，临床试验的数据分析和决策过程也将变得更加高效和准确。这将有助于科学家们更好地了解新药的疗效与安全性，为新药研发提供更有力的支持。

5.3.5 临床试验监测与调整的协同互动

临床试验的监测与调整如同一对协同作战的"黄金搭档"，是密不可分的两个环节。它们相互依存、相互促进，共同为试验的顺利进行保驾护航。监查人员通过监测发现问题并及时报告给研究者；研究者根据监查人员的报告和实际情况制订相应的调整方案；监查人员再根据调整方案对试验进行进一步的监测和评估。这种互动关系使得监测与调整能够形成一个良性循环，不断提高试验的质量和效率。

如何理解临床试验中的监测与调整呢？

想象一下，你正在家里烤蛋糕。在烤制过程中，你需要时刻关注烤箱的温度和蛋糕的状态。如果温度过高，蛋糕可能会烤焦；如果温度过低，蛋糕可能无法充分膨胀。这时，你需要灵活调整烤箱的温度和时间，以确保蛋糕能够完美地烤制出来。这个过程与临床试验中的监测与调整非常相似。监查人员就像是观察烤箱温度的人，他们时刻关注着试验的进展情况；而研究者则像是调整烤箱温度的人，他们根据监查人员的报告和实际情况，灵活调整试验方案，确保试验能够顺利进行。

同样地，作为患者参与临床试验时，你也可以将自己视为这个过程中的一部分。你需要积极配合监查人员的工作，如提供准确的信息，遵守试验规定等。同时，当你的身体出现任何变化时，也要及时向研究者反馈。这样，研究者才能更好地了解你的身体状况，并据此调整试验方案。

作为普通大众和患者，我们也要充分认识到监测与调整在临床试验中的重要性。当我们参与临床试验时，要积极配合监查人员的工作，提供准确的信息，遵守试验规定，及时反馈身体变化等。

为了更好地让大家理解监测与调整在临床试验中的重要性和实际操作过程，我们可以结合一些生动的案例进行说明。

> **案例一：药物剂量调整**
>
> 在一项针对高血压患者的临床试验中，研究者发现部分参与者在服用新药后出现了低血压的情况。监查人员及时将这一情况报告给研究者。经过仔细分析和讨论后，研究者决定对这些参与者的药物剂量进行调整，以降低低血压的风险。在调整剂量后，这些参与者的血压得到了有效控制，且未再出现低血压的情况。这个案例充分展示了监测与调整在临床试验中的重要作用，通过及时调整药物剂量，确保了试验的安全性和有效性。

> **案例二：试验方案修改**
>
> 在另一项针对癌症患者的临床试验中，研究者原计划使用一种新型化疗药物进行治疗。然而，在实际操作过程中，他们发现这种药物对部分患者的副作用较大，且疗效并不理想。面对这种情况，研究者迅速作出反应，决定修改试验方案，改用另一种药物进行治疗。在修改方案后，患者的副作用得到了明显减轻，且疗效也有所提高。这个案例再次证明了监测与调整在临床试验中的重要性，只有通过及时调整试验方案，才能确保试验的顺利进行和结果的可靠性。
>
> 因为临床试验是一项复杂而严谨的工作，它涉及众多的参与者和研究者，需要耗费大量的时间和精力。在试验过程中，可能会出现各种预料之外的情况，如参与者的病情发生变化、药物出现不良反应等。如果没有及时监测和调整，这些问题可能会严重影响试验的进展和结果。因此，监测与调整是确保试验顺利进行的关键环节。

5.4 新药临床试验的监管：让法律保驾护航

（1）伦理审查与监督

在新药临床试验开展前，必须经过伦理委员会的审查和批准。伦理委员会会对试验方案进行严格的评估和监督，确保试验符合伦理道德和法律法规的要求。他们会关注志愿者的权益和安全，确保试验过程中不出现任何违法行为或不当操作。

在试验过程中,伦理委员会还会对试验进展进行定期监督和评估,确保试验的顺利进行。如果试验过程中出现任何不当操作或违反伦理道德的情况,伦理委员会有权要求研究人员停止试验,并进行相应的处理。

(2)数据监管与核查

在新药临床试验过程中,数据的准确性和真实性至关重要。为了确保数据的可靠性,研究人员必须严格遵守数据记录和报告规范。他们会采用多种方法对数据进行校验和核对,如双重录入、盲法评估等,以确保数据的完整性和准确性。

此外,监管机构也会对试验数据进行定期检查和审计,以确保数据的真实性和合规性。如果数据存在问题或不符合要求,监管机构有权要求研究人员进行整改或重新进行试验。

(3)风险管理与应对

新药临床试验具有一定的风险性。为了降低风险并确保志愿者的安全,研究人员会制订详细的风险管理计划。这些计划包括预防措施、应急措施及不良事件的处理方法等。在试验过程中,研究人员会密切关注志愿者的身体状况和反应情况,及时发现并处理不良事件。

同时,研究人员还会对药物的安全性和有效性进行持续监测和评估。如果发现药物存在安全隐患或疗效不佳的情况,他们会及时调整治疗方案或停止试验,以确保志愿者的安全。

(4)信息公开与公众参与

新药临床试验的开展需要公众的信任和支持。为了确保信息的公开和透明，研究人员会定期向公众发布试验进展和结果。他们会通过学术会议、科技期刊、社交媒体等渠道向公众传递试验信息，让公众了解新药研发的最新动态和成果。

此外，公众参与也是新药临床试验中不可或缺的一部分。公众可以通过参加临床试验志愿者招募、参与临床试验观察等方式参与到新药研发的过程中。他们的参与不仅可以为医学进步贡献自己的力量，还可以提高公众对新药临床试验的认识和了解。

小结　　临床试验的意义与价值

临床试验在医学领域中扮演着至关重要的角色。它不仅为新药和新治疗方法的研发提供了宝贵的数据支持，还为医生和患者提供了更多治疗选择。通过临床试验，新药的疗效和安全性能够被更加准确地了解，医生也能为患者提供更加个性化和精准的治疗方案。

同时，临床试验也是推动医学进步和发展的重要动力。它不断推动着新的医疗技术和治疗方法的问世，让我们的生活更加健康和美好。因此，我们应该重视和支持临床试验的开展，为医学事业的进步贡献自己的力量。

通过介绍，我们了解了临床试验的"游戏规则"以及其中的伦理和法规要求。这些规定确保了试验的公正性和参与者的安全，让我们能够更加信任和依赖临床试验的结果。

当然，新药临床试验的监管和审查也面临着一定的挑战。首先，招募到足够数量和符合要求的志愿者是一个难题。由于新药临床试验需要投入大量的时间和资源,并且需要志愿者承担一定的风险和不便,因此招募志愿者往往是一项艰巨的任务。

其次,新药临床试验的监管和审查也面临着一定的挑战。由于新药研发涉及多个领域和多个环节,因此需要多个监管机构和伦理委员会进行审查和批准。这些机构之间的协调和沟通需要耗费大量的时间和精力,并且可能会影响到试验的进展和结果。

随着医学技术的不断进步和监管制度的不断完善,未来我们可以期待更多的新药通过临床试验的验证和评估,为患者带来更多的治疗选择和希望。同时,随着人工智能和大数据等技术的应用,新药临床试验的设计和实施也将更加精准和高效,为医学进步和患者健康贡献更多的力量。

新药临床试验是医学进步和患者健康的重要保障。通过严格的科学验证和评估,我们可以确保新药的安全性和有效性,为患者提供更为安全有效的治疗手段。虽然新药临床试验面临着一些挑战和困难,但随着医学技术的不断进步和监管制度的不断完善,我们有理由相信未来的新药临床试验将更加精准、高效和安全!

第6章
新药疗效的见证和突破

新药研发是一场漫长而艰辛的旅程。在这个过程中,新药疗效的见证与突破无疑是最令人振奋的部分。每当一种新药成功问世,都意味着我们又多了一种战胜疾病与武器。

6.1 新药疗效的量化与评估

新药疗效的量化与评估,是决定新药能否成功问世、造福人类健康的关键步骤,其中包含了众多科学的方法与策略。

(1)新药疗效的量化:精确测量,科学评估

在临床试验中,新药疗效的量化是一个至关重要的环节。它要求我们通过科学、精确的方法,对新药的疗效进行客观、准确的测量。这不仅有助于我们全面了解新药的疗效,还能为药物的研发提供有力的数据支持。

那么,如何对新药疗效进行量化呢?一般来说,我们可以从以下三方面入手:

①主要疗效指标。主要疗效指标是反映新药疗效最直接的指标,如生存率、疾病缓解率、治疗有效率等。这些指标能够直观地反映

出新药对患者的治疗效果，是评估新药疗效的核心。

②次要疗效指标。除了主要疗效指标外，还有一些次要疗效指标也可以用来评估新药的疗效。例如，生存时间、生活质量、安全性评估等。这些指标虽然不如主要疗效指标直接，但也能为我们提供重要的参考信息。

③量化方法。为了准确量化新药的疗效，我们需要采用一系列科学、精确的方法。例如，统计学方法可以帮助我们分析试验数据，确定新药疗效的显著性；而医学影像技术则可以直观地展示新药对疾病的影响。

（2）新药疗效的评估：全面分析，严谨判断

在新药疗效的量化基础上，我们还需要对新药疗效进行全面、严谨的评估，包括对疗效数据的统计分析、对疗效与安全性之间的权衡以及对不同疗效指标的综合评价等。

①统计分析。通过统计分析，我们可以了解新药疗效的显著性、稳定性和一致性等特征。这有助于我们准确判断新药是否具有显著的治疗效果。

②疗效与安全性权衡。在评估新药疗效时，我们还需要考虑新药的安全性。如果新药的疗效虽然显著，但副作用也很大，那这种药物可能并不适合广泛应用。因此，我们需要对疗效与安全性进行权衡，确保新药在带来显著疗效的同时，也具有较高的安全性。

③综合评价。最后，我们还需要对不同疗效指标进行综合评价，包括对不同疗效指标的重要性进行权衡、对不同试验结果的整合以及对新药在不同患者群体中的疗效进行评估等。通过综合评价，我

们可以得出一个全面、准确的结论，为新药的研发提供有力的支持。

（3）新药疗效量化与评估的实际应用

新药疗效的量化与评估在新药研发过程中具有广泛的应用价值。它不仅可以帮助我们全面了解新药的疗效和安全性，还可以为药物的上市审批、临床应用和后续研究提供重要的参考依据。

①上市审批。在新药上市审批过程中，药品监管机构需要对新药的疗效和安全性进行全面评估。而新药疗效的量化与评估结果，可以为监管机构提供重要的参考依据，帮助他们做出更加科学、合理的决策。

②临床应用。在临床应用中，医生需要根据患者的具体情况选择合适的药物。而新药疗效的量化与评估结果，可以为医生提供重要的参考信息，帮助他们更加准确地判断新药是否适合患者使用。

③后续研究。在新药上市后，我们还需要对其进行后续研究以了解其长期疗效和安全性。而新药疗效的量化与评估方法也可以为这些后续研究提供重要的技术支持。

随着医学技术的不断进步和发展，新药疗效的量化与评估方法也在不断完善和创新。接下来我们就详细介绍一下，在新药的研发中，对于疗效的评估有哪些需要解决的问题。

6.1.1 如何确保疗效评估的准确性？

要真正验证新药的治疗效果，我们不得不依赖一个严谨而科学的过程——临床试验。其中临床试验设计是非常重要性的一环。它直接关系到我们能否获得准确、可靠的新药疗效数据，进而判断新药是否真正有效。一个设计合理的临床试验，能够最大限度地减少干扰因素，确保试验结果的客观性和可重复性。同时，它还能为新药研发提供宝贵的数据支持，帮助科学家更好地理解药物的疗效机制和安全性。下面是临床试验设计中需要重点关注的一些要素：

（1）随机化

随机化是临床试验设计的基石。它确保了试验参与者被分配到不同治疗组的机会是均等的，从而减少了人为因素对试验结果的影响。想象一下，如果我们不进行随机化，而是根据患者的年龄、性别或病情严重程度等因素来选择治疗组，那么试验结果很可能受到这些因素的干扰，导致我们无法准确评估新药的疗效。

随机化的方法多种多样，包括简单随机抽样、分层随机抽样等。这些方法的应用取决于试验的具体情况和需求。通过随机化，我们能够确保试验结果的客观性和公正性，为新药疗效的准确评估提供有力保障。

（2）对照组

对照组是临床试验设计中不可或缺的一部分。它提供了一个与试验组相对比的标准，帮助我们更好地了解新药的疗效。在临床试验中，通常会将参与者分为试验组和对照组两组。试验组接受新药治疗，而对照组则接受安慰剂（无药效的假药）或现有标准治疗。通过比较两组的疗效数据，我们可以得出新药相对于现有治疗方法的优劣。

对照组的设置有助于我们排除其他因素对疗效的影响，确保试验结果的可靠性。同时，它还能为我们提供一个客观的评价标准，帮助我们更加准确地评估新药的疗效。

（3）盲法

盲法是临床试验设计中一项重要的技术手段。它通过在试验过程中隐藏某些信息来减少主观因素对试验结果的影响。在临床试验中，常见的盲法包括单盲、双盲和三盲。

单盲是指试验参与者不知道自己所接受的是新药还是安慰剂或现有标准治疗。双盲则是指试验参与者和研究人员都不知道试验的具体分配情况。三盲则进一步扩展了盲法的应用范围，包括药品制造商、监管机构等所有与试验相关的人员都不知道试验的具体分配情况。

通过盲法，我们能够最大限度地减少主观因素对试验结果的影响，确保试验结果的客观性和公正性。同时，它还能有效防止研究人员和参与者因为心理作用而产生的偏差，提高试验结果的可靠性。

6.1.2 如何科学准确地衡量疗效？

新药的疗效评估如同探险家手中的指南针，指引着我们前进的方向。而疗效评价指标，便是这指南针上的刻度，一个药物是否有效，需要通过科学、客观的指标来评估。这些指标不仅能帮助我们了解药物的疗效，还能指导我们如何更好地使用这些药物。对于患者来说，了解疗效评价指标也是非常重要的，它们能够帮助患者更好地了解自己的病情和治疗效果。我们实际研究中常用的疗效评价指标有哪些呢？

（1）生存率

生存率是最直观、最常用的疗效评价指标之一。它是指在一定时间内，接受治疗的患者中存活下来的比例。生存率的高低直接反映了药物对疾病的治疗效果。例如，在癌症治疗中，我们常常使用"五年生存率"来评估药物的疗效。这意味着，接受某种药物治疗的癌症患者，在治疗后五年内仍然存活的比例。

生存率作为疗效评价指标，具有简单、直观的特点。但需要注意的是，生存率受到多种因素的影响，如疾病的严重程度、患者的年龄和身体状况等。因此，在评估药物疗效时，我们需要综合考虑这些因素。

（2）症状缓解率

症状缓解率是评估药物疗效的另一个重要指标。它是指在接受治疗后，患者症状得到缓解的比例。症状缓解率的高低直接反映了药物对患者症状的改善程度。例如，在疼痛治疗中，我们常常使用"疼痛缓解率"来评估药物的疗效。这意味着，接受某种药物治疗后，患者疼痛程度得到缓解的比例。

症状缓解率作为疗效评价指标，具有针对性强、易于观察的特点。但需要注意的是，症状缓解率可能受到患者主观感受的影响。因此，在评估药物疗效时，我们需要结合其他客观指标进行综合判断。

（3）生活质量改善

生活质量改善是近年来越来越受到重视的疗效评价指标。它是指在接受治疗后，患者的生活质量得到提高的程度。生活质量改善包括多个方面，如身体状况、心理状态、社交活动等。例如，在慢性病治疗中，我们常常使用"生活质量评分"来评估药物的疗效。这意味着，接受某种药物治疗后，患者的生活质量得到提高的程度。

生活质量改善作为疗效评价指标，具有全面、客观的特点。它能够反映药物对患者整体健康状况的影响。但需要注意的是，生活质量改善的评价方法可能因疾病类型和患者群体而异。因此，在评估药物疗效时，我们需要根据具体情况选择合适的评价方法。

疗效评价指标在评估新药疗效中被应用时，我们需要根据药物的特性和治疗目标选择合适的疗效评价指标。例如，在癌症治疗中，我们通常会选择生存率、无进展生存期等指标来评估药物的疗效；在疼痛治疗中，我们可能会选择疼痛缓解率、生活质量改善等指标来评估药物的疗效。

同时，我们还需要注意疗效评价指标的科学性和客观性。在评估新药疗效时，我们需要遵循科学、严谨的原则，采用合适的统计学方法和数据分析技术来评估药物的疗效。只有这样，我们才能确保评估结果的准确性和可靠性。

随着医学技术的不断进步和发展，疗效评价指标也在不断完善和创新。未来，将会有更多科学、客观的疗效评价指标出现，为新药研发提供更加有力的支持。例如，基于人工智能和大数据技术的疗效评价模型正在逐渐兴起，它们能够更加准确地预测药物的疗效和安全性。

此外，随着人们对健康和生活质量的关注度不断提高，生活质量改善等主观评价指标也将越来越受到重视。这些指标能够更全面地反映药物对患者整体健康状况的影响，为新药研发提供更加全面的信息支持。

疗效评价指标是药物研发中不可或缺的一部分。它们如同探险家手中的指南针，引导着我们不断前进。通过了解这些指标的含义和应用方法，我们能够更加深入地了解药物的疗效和安全性，为患者提供更加科学、有效的治疗方案。同时，我们也需要不断关注疗效评价指标的发展和创新，为新药研发提供更加有力的支持。

6.1.3 如何从试验数据中提炼疗效评估信息？

在评估新药疗效的过程中，数据分析发挥着至关重要的作用。通过收集、整理和分析大量的临床试验数据，我们可以获得关于药物疗效的客观、准确的信息。这些数据不仅能帮助科学家和医生们判断新药的治疗效果，还能指导我们如何更好地使用这些药物。对于患者来说，了解数据分析的结果也是非常重要的，它们能够帮助患者更加清晰地了解自己的病情和治疗效果。

（1）统计方法与工具

在数据分析的世界里，统计方法与工具是我们不可或缺的伙伴。它们如同魔法师手中的魔杖，能够将杂乱无章的数据转化为有用的信息。下面是一些我们实际中常用的统计方法与工具：

①描述性统计。描述性统计是数据分析的基石。它通过对数据的集中趋势、离散程度等指标进行描述，帮助我们初步了解数据的分布情况。在疗效评估中，描述性统计可以帮助我们了解患者的基线情况、治疗效果的均值和标准差等信息。

②推断性统计。推断性统计则更进一步，它通过对样本数据的分析来推断总体的情况。在疗效评估中，我们常常使用假设检验、置

信区间等方法来评估新药与现有治疗方法的优劣。这些方法能够帮助我们更加准确地判断新药的疗效。

③生存分析。在癌症、心血管疾病等慢性病治疗中，生存分析是一种常用的统计方法。它通过对患者的生存时间进行分析，评估药物对患者生存的影响。生存分析的结果通常以生存曲线、中位生存期等形式呈现，帮助我们更加直观地了解药物的疗效。

在数据分析的过程中，我们还需要借助一些统计软件与工具来辅助我们进行计算和分析。例如，SPSS、SAS、R 语言等都是常用的统计软件，它们提供了丰富的统计方法和数据分析功能，帮助我们更加高效地进行数据分析。

（2）解读统计结果

那么我们如何解读统计结果以评估新药疗效呢？解读统计结果并非一件容易的事情，但只要我们掌握了正确的方法，就能够从这些数据中提炼出有用的信息。

①关注统计显著性。在疗效评估中，我们常常使用 P 值来衡量统计显著性。P 值越小，说明统计结果越可靠，越能够支持我们的假设。一般来说，当 P 值小于 0.05 时，我们可以认为统计结果是显著的，即新药与现有治疗方法之间存在显著差异。

②理解置信区间。置信区间是评估新药疗效的另一个重要指标。它表示在一定置信水平下，新药疗效的估计值可能落入的区间范围。通过比较不同治疗方法的置信区间，我们可以了解它们之间的疗效差异是否显著。

③结合临床实际解读结果。在解读统计结果时，我们还需要结合

临床实际进行综合考虑。例如，在评估新药疗效时，我们不仅要关注统计显著性，还要关注新药的安全性、耐受性等。只有综合考虑这些因素，我们才能得出更加全面、准确的结论。

随着医学技术的不断进步和发展，数据分析与统计也在不断完善和创新。未来，将会有更多先进的数据分析方法和统计工具出现，为新药研发提供更加有力的支持。例如，基于人工智能和大数据技术的数据分析模型正在逐渐兴起，它们能够更加准确地预测药物的疗效和安全性。

此外，随着人们对健康和生活质量的关注度不断提高，数据分析与统计也将更加注重患者的个性化需求。通过收集和分析患者的基因、生活习惯等数据，我们可以为患者提供更加精准和个性化的治疗方案。

数据分析与统计是我们解读新药疗效的重要工具。它们如同破译密码的钥匙，帮助我们从杂乱无章的数据中提炼出有用的信息。

6.2 新药成功案例分享

6.2.1 癌症治疗的新突破

在医学领域，癌症治疗一直备受瞩目。随着科技的飞速发展，我们迎来了癌症治疗的新时代，新药如雨后春笋般涌现，为无数癌症患者带来了新的希望。今天，就让我们一起走进这个充满生机与活力的世界，感受那些令人振奋的治疗案例，领略新药在癌症治疗领域的显著疗效。

(1) 新型靶向药物：精准打击癌细胞

在癌症治疗的道路上，新型靶向药物无疑是一股不可忽视的力量。这些药物能够针对癌细胞的特定分子或信号通路进行精准打击，从而达到高效、低毒的治疗效果。

> **案例一：肝癌患者的重生**
>
> 在肝癌治疗领域，新型靶向药物卡瑞利珠单抗（一种PD-1抑制剂）和阿帕替尼（一种抗血管生成药物）组成的"双艾组合"，成为一个令人振奋的新药研发成功案例。这一组合为晚期肝癌患者带来了前所未有的生存希望，也标志着中国创新药物在国际舞台上取得了重大突破。
>
> 简单来说，卡瑞利珠单抗就像是一位"解锁者"，它能够解除癌细胞对免疫系统的"封印"，让免疫系统重新识别并攻击癌细胞。而阿帕替尼则像是一位"断粮者"，它能够切断肿瘤的新生血管，让肿瘤"饿死"。两者联合起来，就形成了一种强大的抗肿瘤效应。
>
> 这一组合的疗效在多项国际多中心临床研究中得到了充分验证。特别是在一项由全球13个国家和地区的95家中心共同参与的研究中，"双艾组合"展现出了惊人的疗效。与传统的肝癌治疗药物相比，"双艾组合"能够显著延长患者的生存期，降低疾病进展或死亡的风险。
>
> 除了显著的生存获益外，"双艾组合"还展现出了快速起效

的特点。研究数据显示，患者接受治疗后，肿瘤缓解的时间明显缩短，而且缓解率也更高。这意味着患者能够更快地感受到治疗效果，减轻病痛。

在安全性方面，"双艾组合"整体安全性可控，耐受性良好。虽然有些患者会出现一些不良反应，但大多数都是轻微的，而且可以通过调整剂量或对症治疗来缓解。

基于这些出色的临床研究数据，"双艾组合"已经在中国获批用于不可切除或转移性肝细胞癌患者的一线治疗。这意味着，更多的肝癌患者将有机会接受这一创新疗法的治疗，获得更好的生存质量和更长的生存期。

"双艾组合"的成功研发不仅为中国创新药物走向世界树立了典范，也为晚期肝癌患者带来了新的治疗选择和希望。

案例二：肺癌患者的奇迹

在肺癌的治疗中，靶向药物同样发挥了重要作用。比如某些肺癌患者，在病情一度让人担忧的情况下，医生们发现其癌细胞中存在 EGFR 基因突变，那么就可以采用针对 EGFR 基因突变的靶向药物治疗，使病情得到显著改善。

目前，针对 EGFR 基因突变的肺癌靶向药物已有很多，比如能够抑制 EGFR 酪氨酸激酶的活性，从而阻止肿瘤细胞的生长和增殖的吉非替尼、厄洛替尼、埃克替尼和奥希替尼，它们被广泛应用于 EGFR 基因突变阳性的非小细胞肺癌患者，显著延长了患者的生存期并改善生活质量。

（2）免疫疗法：激发人体内在力量

除了新型靶向药物外，免疫疗法也成为癌症治疗的新宠。这种方法通过激活人体自身的免疫系统来攻击癌细胞，具有疗效持久、副作用小等优点。接下来，我们将分享一些免疫疗法在癌症治疗中的成功案例。

案例三：CAR-T 细胞疗法的神奇

CAR-T，全称嵌合抗原受体 T 细胞疗法，是一种高度个性化的治疗方法。简单来说，就是医生从患者体内提取出 T 淋巴细胞——这些细胞是免疫系统中的"战士"，负责识别和消灭外来入侵者。然而，在面对狡猾的癌细胞时，普通的 T 细胞往往显得力不从心。CAR-T 细胞疗法的妙处在于，它通过先进的基因工程技术，对这些 T 细胞进行改造，为它们装备上能够精准识别癌细胞表面特定抗原的"导航装置"——嵌合抗原受体（CAR）。

经过改造后的 CAR-T 细胞，就像是被赋予了超级能力的战士，它们能够准确锁定并攻击癌细胞，而对正常细胞的影响则微乎其微。这种高度的靶向性和特异性，使得 CAR-T 细胞疗法在治疗过程中减少了对正常组织的伤害，大幅提高了治疗的安全性和有效性。

近年来，CAR-T细胞疗法在血液肿瘤的治疗中取得了令人瞩目的成果。特别是对于那些传统疗法难以奏效的复发性和难治性白血病、淋巴瘤等疾病，CAR-T细胞疗法展现出了惊人的疗效。

在美国，一位名叫艾米丽的七岁小女孩，在罹患淋巴细胞白血病多年、多次化疗无效后，幸运地成为世界上第一位接受CAR-T临床试验的儿童患者。经过治疗，她的病情得到了有效控制，至今已健康快乐地生活了多年。

不仅如此，随着研究的深入和技术的不断进步，CAR-T细胞疗法的应用范围也在不断扩大。除了血液肿瘤外，科学家们还在积极探索其在实体瘤治疗中的潜力。

案例四：TIL疗法的曙光

TIL疗法是另一种新兴的免疫疗法，它利用肿瘤浸润淋巴细胞（TIL）来攻击癌细胞。当免疫系统与狡猾的癌细胞展开激烈战斗时，有一支特别训练的"特种部队"深入敌后，精准识别并消灭癌细胞。这支部队就是TIL细胞。它们原本就潜伏在肿瘤组织中，接触过多种肿瘤特异性抗原，因此具备了识别和攻击多种癌细胞的能力。然而，由于肿瘤微环境的抑制，这些TIL

细胞往往处于休眠状态，无法充分发挥其战斗力。

TIL 疗法的出现，就像是为这支"沉睡的军队"按下了激活键。科学家们首先从患者的肿瘤组织中分离出 TIL 细胞，然后在实验室条件下进行精心培养和大量扩增，使它们的数量和战斗力倍增。经过这一系列的"训练"后，这些"超级战士"被重新回输到患者体内，重新激活免疫系统，对癌细胞发起致命打击。

这一疗法在临床试验中展现出了惊人的疗效。以黑色素瘤为例，2024 年 2 月，美国 FDA 加速批准了一款名为"Lifileucel（商品名：AMTAGVI）"的 TIL 产品上市，用于治疗晚期黑色素瘤。这种全球首款获批用于治疗实体瘤的 T 细胞疗法，标志着 TIL 疗法正式迈入临床应用的新阶段。

不仅如此，TIL 疗法还在肺癌、乳腺癌、结直肠癌等多种实体瘤的治疗中展现出了良好的前景。例如，在针对晚期非小细胞肺癌的临床试验中，部分患者经 TIL 治疗后达到了完全缓解，肿瘤完全消失，这无疑是抗癌治疗领域的一大突破。

国内方面，TIL 疗法的研发也正如火如荼地进行。多家生物科技公司纷纷布局，多款 TIL 药物已进入临床试验阶段，为患者带来了新的治疗选择和希望。例如，君赛生物的 GC101 TIL 注射液，在治疗晚期复发或转移性宫颈癌的临床试验中取得了显著疗效，部分患者达到了完全缓解，展示了 TIL 疗法在实体瘤治疗中的巨大潜力。

TIL 疗法的成功，不仅在于其独特的机制和创新的治疗方式，

> 更在于它充分利用了患者自身的免疫资源,实现了高度个体化的精准治疗。

6.2.2 罕见病患者的希望

在医学领域中,罕见病仿佛是一片未被完全照亮的夜空,虽然星光点点,却因其稀少而显得尤为珍贵。然而,随着科技的进步和医学研究的深入,越来越多的"星星"被点亮,为罕见病患者带来了新的治疗选择和希望。今天,就让我们一起分享一些疗效显著的罕见病治疗案例。

(1)罕见病的挑战与希望

罕见病,顾名思义,是指那些发病率极低、患者人数相对较少的疾病。由于患者数量少,很多罕见病的研究和治疗都面临着巨大的挑战。长期以来,罕见病患者往往只能依靠传统的治疗方法,而治疗效果往往不尽如人意。然而,随着生物技术和医学研究的不断进步,一些新药和新技术不断涌现,为罕见病患者带来了前所未有的希望。

(2)新药带来的新希望

近年来,针对罕见病的新药研发取得了突破性进展。这些药物不仅具有高度的特异性,能够精准地针对罕见病的病因进行治疗,而且疗效显著,大大改善了患者的生活质量。

案例一：基因疗法治愈罕见遗传病

基因治疗常用病毒载体作为递送系统，包括腺病毒（AdV）、腺相关病毒（AAV）、逆转录病毒（RV）和慢病毒（LV）。基因治疗作为一种根本性的治疗策略，突破了传统药物在蛋白质层面所面临的"不可成药"靶点的局限性，为治疗疾病提供了全新的途径。以下是目前已上市的7款针对罕见病的AAV疗法。

◎ Glybera：2012欧盟上市，2017年退市。这是全球首款获批上市的AAV基因治疗药物。使用AAV1作为载体，在肌肉注射后，将完整的人脂蛋白脂酶基因输送到肌肉细胞，起到缓解疾病的作用。

◎ Luxturna：2017年FDA批准首款AAV疗法Luxturna，针对RPE65基因突变导致视力丧失但保留有足够数量的存活视网膜细胞的遗传性视网膜营养不良的儿童和成人患者。Luxturna使用2型血清型AAV，可有效地转导视网膜色素上皮细胞，且引起炎症反应的可能性较低。目前Luxturna已经在美国、英国、澳大利亚、加拿大、韩国和日本等国家获得批准上市。

◎ Zolgensma：2019年FDA批准的第二款AAV疗法，适应证为SMN1双等位基因突变的2岁以下脊髓性肌萎缩症（Spinal Muscular Atrophy, SMA）患者。SMA是一种罕见的、遗传性神经肌肉疾病，也是婴儿死亡的主要遗传原因，由SMN1基因缺失或突变引起，该基因编码的

SMN 蛋白对运动神经元的功能非常重要，SMA 患者由于体内的 SMN 蛋白含量不足，导致运动神经元功能永久性丧失，影响肌肉功能，包括呼吸、吞咽和基本运动。通过这种基因疗法，可实现 SMN 蛋白的快速和连续表达，补充有活性的 SMN 蛋白，进而阻止运动神经元的进行性损失。Zolgensma 已在美国、英国、日本、澳大利亚、加拿大、巴西、以色列、韩国等国家获批。

◎ Upstaza：针对芳香族 L-氨基酸脱羧酶 (AADC) 缺乏症，被批准用于治疗年龄在 18 个月及以上的患者。AADC 缺乏症是一种非常罕见的疾病，AADC 缺乏症患者缺乏一种控制运动的重要神经递质——多巴胺，因此会干扰神经系统中细胞相互交流的方式。Upstaza 基于 AAV 2 型载体将正常的多巴脱羧酶（DDC）基因通过脑内注射入人体内，表达 DDC 从而促进神经递质合成，目前该疗法已于 2022 年在欧洲获批。

◎ Elevidys：2023 年 6 月被 FDA 批准上市，用以治疗 4~5 岁患有杜氏肌营养不良（DMD）且 DMD 基因突变的儿童患者

◎ Roctavian：由 BioMarin Pharmaceutical 公司开发，是首款针对血友病 A 的 AAV 药物，也是 FDA 批准的第三款 AAV 疗法，用于治疗先天性缺乏凝血因子Ⅷ（Ⅷ活性＜1 IU/dL）且不携带腺相关病毒 5 型抗体的严重 A 型血

友病成人患者。

- Hemgenix：由 UniQure 和 CSL Behring 共同开发，于 2022 年 11 月首次在美国获批，此后在英国和加拿大等获批，通过体内递送编码人凝血因子 hFIX Padua（R338L）变异体的基因以治疗先天性 IX 因子缺乏的血友病 B 成人患者，是 FDA 批准的首款用于血友病 B 的一次性 AAV 疗法，是目前全球较贵的 AAV 疗法。
- Beqvez 由辉瑞公司研发，用以治疗中度至重度血友病 B 且对 AAV 血清型 Rh74 变体的中和抗体检测为阴性的成年（18 岁及以上）患者，这是全球第二款针对血友病 B 的 AAV 疗法，于 2024 年 1 月在加拿大获批。

案例二：靶向药物攻克罕见肿瘤

针对罕见肿瘤的靶向药物研发取得了显著进展。这些新药案例不仅展示了精准医学在肿瘤治疗中的应用，还为患者提供了新的希望和治疗选择。

一个典型的案例是上皮样肉瘤（epithelioid sarcoma, ES）的治疗。上皮样肉瘤是一种罕见的间叶源性软组织恶性肿瘤，占软组织肉瘤的比重不足 1%。由于其患者基数较小，传统的临床试验难以开展，导致该领域的研究相对滞后。然而，随着靶向药物的研发，这一情况正在逐步改变。2020 年 1 月，美国食品药品监督管理局（FDA）加速审评批准了全球首款 EZH2 抑制剂"他泽司他"（Tazverik），用于治疗上皮样肉瘤。这标志着一种新的治疗手段终于能够应用于这种罕见肿瘤的治疗中。

另一个值得关注的案例是硬纤维瘤（Desmoid Tumors）。SpringWorks Therapeutics 公司的 OGSIVEO（Nirogacestat）片剂于 2023 年 11 月 27 日获得 FDA 批准，成为首款用于需要全身治疗的进展性硬纤维瘤的疗法。这种药物的成功上市，展示了靶向药物在解决罕见非癌性肿瘤方面的潜力。

此外，米托坦片（mitotane）也是一款重要的罕见肿瘤新药。这款药物在美国等地已经上市，并于 2023 年 9 月 8 日在中国获批上市，主要用于肾上腺皮质癌的治疗。尽管价格较高，但其上市为患者带来了更多的治疗选择。

案例三：免疫疗法治愈罕见自身免疫病

德国风湿免疫学家 Georg Schett 领导的团队在《新英格兰医学杂志》上发表的研究显示，靶向 CD19 的嵌合抗原受体（CAR）细胞疗法对重度系统性红斑狼疮、特发性炎性肌病和系统性硬化症三种自身免疫疾病安全且有效。此外，该疗法还被用于治疗儿童系统性红斑狼疮，有患者症状完全消失，恢复正常生活。

在美国，FDA 批准了 4 款新型免疫药物用于治疗全身型重症肌无力（gMG），这是一种罕见的慢性自身免疫性疾病，可导致肌肉功能丧失和严重衰弱。这些新药的开发为 gMG 患者提供了新的治疗选择。

此外，齐鲁制药的 QLS21908 项目也显示出巨大的潜力，有望为自身免疫性疾病患者提供新的治疗选择。普米斯生物技术公司也在研发针对恶性肿瘤及自身免疫疾病的创新生物药，如 pm8002（抗 pd-l1/Vegf 双抗），进一步拓展了疾病的治疗手段。

（3）新药对患者生活质量的改善

这些新药不仅为罕见病患者带来了新的治疗选择，大幅改善了患者的生活质量。在接受新药治疗前，很多罕见病患者都面临着巨大的身体和心理压力。他们不仅要忍受疾病的折磨，还要面对治疗带来的副作用和并发症。然而，在接受新药治疗后，很多患者的病情得到了显著改善，他们的身体状况也得到了恢复。这些新药让患者重新找回了生活的信心和勇气，让他们能够重新融入社会，享受正常的生活。

（4）小结

罕见病虽然罕见，但每一个患者都值得我们关注和关爱。随着医学研究的不断深入和新药的不断涌现，我们有理由相信，在不久的将来，越来越多的罕见病患者将能够得到有效的治疗和关爱。

6.2.3 慢性病管理的创新

在繁忙的都市生活中，慢性病如同一把无形的剑，悄无声息地威胁着我们的健康。糖尿病、心血管疾病等慢性疾病，如同生活的慢性折磨，让患者们备受煎熬。然而，随着医学科技的飞速发展，新药的不断涌现，慢性病管理正迎来一场前所未有的创新革命。今天，就让我们一起走进这个充满希望的领域，分享一些疗效显著的慢性病管理案例，感受新药给患者们带来的新生与希望。

（1）慢性病管理的挑战与机遇

慢性病，顾名思义，是指病程长且进展缓慢的疾病。它们常悄无声息地侵袭人体，悄无声息地侵蚀着患者的生活品质。而慢性病管理的挑战，则在于如何有效地控制病情，延缓疾病的进展，提高患者的生活质量。

然而，正是这些挑战，也孕育着巨大的机遇。随着医学研究的深入，新药的不断涌现，慢性病管理正迎来一场前所未有的创新革命。新药不仅具有更高的疗效和更低的副作用，而且能够更精准地针对疾病的发病机制进行治疗，从而帮助患者更好地控制病情，提高生活质量。

（2）新药在慢性病管理中的应用

> **案例一：糖尿病：从"糖"的控制到生活品质的提升**
>
> 糖尿病是一种常见的慢性代谢性疾病，患者需要长期控制血糖水平，以防止并发症的发生。然而，传统的药物治疗方案往往存在诸多局限，如降糖效果不理想、副作用大等。而新药的出现，则为糖尿病患者带来了新的希望。

> 以华堂宁（多格列艾汀片）为例，作为全球首个获批的葡萄糖激酶激活剂类药物，它能够直击葡萄糖代谢的第一步，修复葡萄糖激酶的功能，重塑血糖稳态自主调节。通过提升人体自身葡萄糖的处置能力，为患者提供一种全新的治疗选择。与传统的降糖药物相比，华堂宁具有更高的疗效和更低的副作用，能够帮助患者更好地控制血糖水平，提高生活质量。

案例二：心血管疾病：从"心"的守护到生命的延长

心血管疾病是另一类常见的慢性疾病，包括高血压、冠心病、心肌梗死等。这类疾病严重威胁着患者的生命安全和生活质量。然而，随着新药的不断涌现，心血管疾病的管理也迎来了新的突破。

以坦帕利塞为例，这是一种新型的利尿剂，能够降低高血压患者的血压水平，减轻心脏负担。与传统的降压药物相比，坦帕利塞具有更高的降压效果和更低的副作用，能够帮助患者更好地控制血压水平，降低心血管疾病的风险。

此外，还有一些新型药物，如贝塞酮、帕博利珠单抗等，也在心血管疾病的治疗中发挥了重要作用。它们通过不同的作用机制，帮助患者改善心脏功能，降低血脂水平，减轻炎症反应等，从而延缓疾病的进展，提高患者的生活质量。

（3）新药带来的疗效与希望

新药在慢性病管理中的应用，不仅为患者带来了更高的疗效和更低的副作用，更重要的是，它们为患者带来了希望和信心。这些新药不仅能够帮助患者更好地控制病情，延缓疾病的进展，还能够提高患者的生活质量，让他们重新找回生活的乐趣和自信。

慢性病管理是一场持久战，需要患者、医生和社会的共同努力。而新药的出现，则为这场战争带来了新的武器和希望。

小结　　新药疗效，用数据见证，用实例说话

谈及新药疗效，我们不得不提及那一系列复杂而又精细的量化与评估过程。这不仅仅是一串串冰冷的数据堆砌，更是科研人员智慧与汗水的结晶。在新药研发初期，通过实验室的层层筛选，候选药物需要在细胞实验、动物模型等多个层面展现出其潜在的治疗价值。这一阶段，科研人员会利用高精尖的检测技术，如基因测序、蛋白质组学分析等，对药物的作用机制进行深入探索，并通过严格的统计学方法，量化药物对特定疾病标志物的改善程度，为后续的临床试验奠定坚实的基础。

进入临床试验阶段，新药疗效的评估更是上升到了一个新的高度。这里，药物不仅要面对更为复杂多变的人体环境，还要经过多期、大规模的随机对照试验，以科学严谨的方式验证其有效性与安全性。疗效的量化指标涵盖了从生存率的提升到生活质量的改善，从症状

缓解的时间到疾病复发的风险降低，每一项数据的背后，都是科研人员对患者福祉的深切关怀与不懈追求。

但这是这一系列评估，用客观的数据见证了新药的疗效，创造了一个又一个令人振奋，甚至改写医学历史的案例。以癌症治疗为例，曾经被视为"不治之症"的某些肿瘤类型，在新型靶向疗法和免疫疗法的突破下，患者的生存率和生存质量得到了显著提升。比如，针对特定基因突变的肺癌患者，某些靶向药物的问世，使得他们的五年生存率实现了质的飞跃，部分患者甚至实现了长期的无病生存。

再如，在免疫治疗领域，PD-1抑制剂等一类新药的出现，为晚期黑色素瘤、非小细胞肺癌等多种难治性癌症患者带来了前所未有的生存希望。这些药物通过激活患者自身的免疫系统，使其更有效地识别并攻击癌细胞，实现了从"被动治疗"到"主动出击"的治疗模式转变，创造了无数生命奇迹。

新药疗效的见证和突破，不仅是科技进步的象征，更是人类对抗疾病、追求健康生活的生动实践。每一款新药背后，都凝聚着无数科研人员的心血与汗水，也承载着患者对美好生活的无限向往。

第 7 章
新药安全性的守护

新药的诞生总是伴随着无尽的期待与希望，它们如同医学界的璀璨新星，承载着治疗疾病、拯救生命的使命。与此同时，新药的安全性也一直是公众关注的焦点。毕竟任何药物都可能带来潜在的风险，尤其是在新药刚刚问世阶段，由于其长期效果和副作用尚未明确，对其潜在的风险的预估和控制变得极其重要。那么在整个研发过程中如何确保新药的安全性呢？

7.1 新药研发的安全保障

7.1.1 新药研发的严格流程

新药的研发是一个漫长而复杂的过程，从实验室研究到临床试验，再到最终的上市销售，每一步都经过了严格的审查和监管。这个过程确保了新药在安全性、有效性和质量方面达到一定的标准。

（1）实验室研究

在新药研发的安全保障体系中，实验室阶段的研究至关重要。科学家们在这一阶段会投入大量的时间和精力，对新药的化学成分进行深入剖析，力求明确其分子结构、理化性质以及潜在的活性成分。

这不仅有助于科学家们更准确地理解新药的作用基础，还为后续的药物合成与优化提供了宝贵的参考信息。

同时，新药作用机制的研究也不可或缺。科学家们会通过各种先进的实验手段，探究新药是如何与生物体内的靶标相互作用，从而产生治疗效果的。这一过程不仅揭示了新药的药效学特性，还为评估其潜在的治疗价值和安全性提供了重要的理论依据。

此外，药效学和药代动力学的研究也是实验室阶段的重要任务。科学家们会通过动物实验和细胞实验等手段，评估新药在生物体内的药效表现，包括其作用的强度、持续时间和剂量关系等。同时，他们还会关注新药在生物体内的吸收、分布、代谢和排泄等过程，以全面了解其药代动力学特性。

实验室阶段的研究为新药研发的安全保障奠定了坚实的基础。通过这些深入的研究，科学家们能够更全面地了解新药的特性和潜力，为后续的临床试验提供有力的理论依据和实验数据支持。

（2）临床试验

临床试验是新药研发的安全保障的核心环节，它不仅是对新药潜在价值的直接检验，更是确保患者用药安全不可或缺的一环。正如前文所述，临床试验总共有四期，可以大致分为三个阶段。通过精心设计，分阶段实施的方式，逐步深入探究新药的安全性、有效性和适用性，为新药最终上市奠定坚实的科学基础。

第一阶段，安全性初探。第一阶段临床试验是新药首次应用于人体的探索之旅，其核心目的在于评估新药的安全性。这一步骤通常选择健康志愿者作为受试者，通过小范围的给药试验，密切观察新药在人体内的反应和可能引发的副作用。这一阶段的数据收集对于后续研发方向具有指导意义,一旦发现严重安全隐患,将立即终止试验,从而避免更大的风险暴露。

第二阶段,有效性与安全性的深化评估。随着第一阶段的安全性得到初步确认,临床试验进入第二阶段,此阶段的目标更加聚焦于新药的有效性和进一步的安全性评估。研究团队会根据第一阶段的反馈调整药物剂量和给药方式,并在患有目标疾病的患者群体中开展试验。这一阶段对于确定药物的最佳使用方案至关重要,同时也是对新药治疗潜力的一次深入探索。通过严格的监测和数据分析,能够更准确地评估新药在实际患者中的疗效与安全性,为后续的大规模应用提供科学依据。

第三阶段,大规模验证,确保用药安全。第三阶段临床试验是新药上市前的最后一道关卡,也是最为广泛和深入的一次考验。此阶段涉及更大规模的患者群体,旨在全面评估新药在广泛使用条件下的安全性和有效性。通过随机对照试验设计,可以有效减少偏差,确保结果的可靠性。这一阶段的数据不仅为新药的注册审批提供强有力的证据支持,也是医生、患者及监管机构判断新药价值的重要依据。正是这样大规模、多中心的验证过程,为新药的广泛应用奠定了坚实的安全基础。

新药研发的安全保障是一个层层递进、严谨科学的过程,临床试验的每一阶段都是对这一目标的具体实践。从最初的安全性初探,到深入的有效性与安全性评估,再到最终的大规模验证,每一步都凝聚着科研人员的心血与智慧,旨在为患者带来更安全、更有效的治疗选择。

（3）上市审批

新药研发的安全保障是一个复杂而严谨的过程，它关乎公众健康、医疗进步以及法律法规的严格遵守。在完成临床试验后，新药并不能直接上市销售，而是必须经历药品监管机构的严格审批程序。这一过程的核心目的在于确保新药的安全性、有效性和质量，从而保护患者的权益，促进医药行业的健康发展。

安全性是新药审批的首要考量。监管机构会要求申请者提交详尽的临床试验数据，包括药物的副作用、不良反应、长期使用的潜在风险以及在特殊人群（如儿童、孕妇、老年人）中的使用情况等。这些数据需要经过统计学分析和专家评审，以确认药物在推荐剂量和使用条件下的安全性。此外，监管机构还会考虑药物与其他药物相互作用的可能性，以及是否存在致敏、致癌或致畸等风险。

除了安全性，新药的有效性也是审批的重要方面。申请者必须提供充分的证据，证明其药物对特定疾病或症状具有显著的治疗效果。这通常包括与现有治疗方法相比的优越性，如更高的治愈率、更快的康复时间或减少症状严重程度等。有效性评估涉及药物的剂量-效应关系，即不同剂量下药物疗效的变化，以确定最佳用药方案。

新药的质量也是评估的重要方面，因为它直接关系到新药的安全性和有效性。监管机构会检查药物的生产过程，确保制造工艺稳定可靠，能够持续生产出符合质量标准的产品。这包括原料来源的质量控制、生产环境的卫生条件、包装材料的适用性以及成品的稳定性测试等。质量评估还涉及对药品说明书、标签和包装信息的审核，确保患者能够准确理解并正确使用药物。

新药审批过程还涉及对相关法律法规和标准的严格遵守。这包括但不限于知识产权保护、环境保护、动物福利以及临床试验伦理等方面的规定。申请者必须证明其研发活动遵循了国际公认的伦理原则,如赫尔辛基宣言,并确保所有参与临床试验的人员均给予了充分的知情同意。

即使新药获得了上市许可,其安全保障工作也并未结束。监管机构还会实施上市后的监测计划,收集并分析药物在实际使用中的安全性和有效性数据。这有助于及时发现并处理任何未预期的副作用或风险,确保药物在整个生命周期内的安全使用。

总的来说,新药研发的安全保障是一个多维度、多层次的体系,它涵盖了从临床试验到上市销售的每一个环节。通过药品监管机构的全面评估,可以最大限度地减少新药可能带来的风险,保护公众健康,同时推动医药科学的进步和发展。这一过程不仅是科学严谨的体现,也是对社会伦理责任的践行。

7.1.2 新药安全性的守护者

在新药研发的整个过程中,有一群人始终在默默守护着新药的安全性,他们就是新药安全性的守护者——药品监管机构、临床试验研究者、医生和患者。

(1)药品监管机构

药品监管机构是确保新药安全性的重要力量,它们是新药安全性的坚实守护者。他们负责制定和执行一系列严格的药品监管法规,确保每一款新药在上市前都经过严格的审批和监管。

药品监管机构除了审核还会对新药的安全性、有效性和质量进行全面而深入的评估。这包括仔细审查新药的临床试验数据，评估其治疗效果是否显著，同时考察其可能带来的副作用和风险。此外，他们还会对新药的生产工艺和质量控制体系进行严格把关，确保药品在生产、储存和运输过程中的稳定性和安全性。

药品监管机构的工作并不仅仅停留在新药上市之前，还会对新药进行上市后的持续监管，密切关注其在实际应用中的安全性和有效性。一旦发现新药可能存在任何安全问题，他们会迅速采取行动，及时发出警告，甚至撤销其上市许可，以确保公众的健康和安全。

（2）临床试验研究者

临床试验研究者是新药研发过程中最直接的参与者之一。他们肩负着设计和实施临床试验的重任，这一环节对于评估新药的安全性和有效性至关重要。

在临床试验的每一个阶段，研究者都必须严格遵守预先设定的试验方案和相关法规，确保整个试验过程的科学性和规范性。他们深知试验数据的真实性和可靠性是评估新药安全性的基石，因此，在数据的收集、整理和分析过程中，研究者都会保持高度的严谨和客观。

同时，临床试验研究者还承担着监测新药安全性的重要职责。在试验过程中，他们会密切关注受试者的身体反应和任何可能出现的安全问题。一旦发现异常，研究者会立即采取相应措施，并及时向药品监管机构报告，以确保受试者的权益和安全得到最大程度的保障。

（3）医生

医生在确保新药安全性方面扮演着至关重要的角色，他们是新药安全性的守护者。每当有新药问世，医生都肩负着向患者详细介绍这款药物的重任，包括它的作用机制、正确的使用方法、推荐的剂量以及可能的注意事项等。这一环节至关重要，因为充分的信息披露有助于患者做出明智的选择，并正确使用药物，从而降低用药风险。

医生在患者使用新药的过程中，还会密切监测其反应和可能出现的副作用。他们会根据患者的具体病情、身体状况以及过往用药史等因素，综合考虑并合理选择药物，以确保每位患者都能在安全的前提下获得最佳的治疗效果。

此外，医生还承担着另一个重要的职责，那就是将患者使用新药后的反应和副作用及时反馈给相关的药品监管机构和临床试验研究者。这些宝贵的数据和反馈，对于新药的安全性评估来说具有不可估量的价值，它们能够帮助监管机构更加全面地了解新药在实际应用中的表现，从而为调整用药指导、优化药物配方或是进行进一步的安全性研究提供重要依据。

（4）患者

患者同样是新药安全性的重要守护者之一。当患者参与到临床试验或是接受新药治疗时，这不仅仅是对个人健康的一次探索，也是对医学进步的一份贡献。在这个过程中，患者被赋予了重要的责任——仔细阅读药物说明书，全面了解药物的作用机制、正确的使用方法以及推荐的剂量范围等信息。这是确保用药安全的第一步，也是患者自我保护的关键。

更进一步，患者在使用新药期间，需要成为自己身体的细心观察者。这意味着要密切关注任何不同寻常的身体反应，无论是轻微的不适还是显著的副作用，都不应忽视。因为这些反馈可能正是新药潜在安全问题的宝贵线索。一旦发现异常，患者应及时、准确地向医生报告，这不仅有助于医生调整治疗方案，保障患者个人的健康，更可能为新药的安全性评估提供关键数据，促进药物的改进和完善。

因此，患者的积极参与和及时反馈，是构建新药安全防线中不可或缺的一环。他们的每一份贡献，都在为提升医疗水平、保护更多患者安全迈出坚实的一步。

7.1.3 新药安全性的挑战与应对

尽管新药研发过程中有着严格的审查和监管机制，但新药的安全性仍然面临着一些挑战。例如，新药在临床试验中可能未能充分暴露其长期副作用，或者新药在某些特殊人群（如老年人、儿童、孕妇等）中的安全性尚未明确。为了应对这些挑战，我们需要采取以下措施：

（1）加强药品监管

药品监管机构应加强对新药的监管力度，确保新药在研发、审批和上市过程中符合相关法规和标准。同时，监管机构还应加强对新药上市后的监管，及时发现和解决新药可能存在的安全问题。

（2）完善临床试验设计

临床试验研究者应完善临床试验设计，充分考虑新药的长期副作用和在不同人群中的安全性。例如，可以增加临床试验的样本量、延长观察时间、增加特殊人群的招募等。

（3）提高患者用药意识

患者应提高用药意识，了解药物的作用、用法、剂量等信息。在使用新药过程中，患者应密切关注自己的身体反应，如出现任何不适症状或副作用，应及时向医生报告。同时，患者还应遵守医生的用药建议，不要随意更改药物剂量或停药。

新药安全性的守护是一项长期而艰巨的任务。我们需要药品监管机构、临床试验研究者、医生和患者共同努力，确保新药在研发、审批和上市过程中符合相关法规和标准。只有这样，我们才能让新药真正造福于人类健康事业！

7.2 新药安全性评估的重要性

新药，是医学进步的象征，是科学家们夜以继日研究的成果。无论是治疗癌症的靶向药物，还是改善慢性疾病的创新疗法，新药都在不断地拓展医学的边界，为人类的健康事业贡献力量。然而，新药的研发并非一蹴而就。在它们问世之前，需要经过严格的安全性评估，以确保其对人体无害或至少利大于弊。新药安全性评估，就像是一道守护生命的屏障，它用严谨的数据和科学的方法，将潜在的风险挡在门外。

7.2.1 新药安全性评估的主要环节

（1）临床试验：新药安全性的试金石

新药安全性评估的核心是临床试验。在临床试验中，新药会在不同的人群中进行测试,以评估其安全性、有效性和适用性。这些试验通常分为几个阶段,从最初的实验室研究到后来的大规模人群试验,每一步都经过了严格的审查和监管。只有通过临床试验证明新药在安全性、有效性和适用性方面都达到预期的效果,才能获得监管部门的批准并上市销售。

(2)潜在风险的评估:防患于未然

除了临床试验外,新药安全性评估还包括对潜在风险的评估。科学家们会深入研究新药的化学成分、作用机制、药效学等方面,以预测其可能带来的副作用和不良反应。同时,他们还会关注新药在不同人群中的表现,如老年人、儿童、孕妇等特殊人群,以确保新药在这些人群中的安全性。

7.2.2 新药安全性评估的重要性

新药安全性评估的重要性不言而喻。它直接关系到患者的生命安全和健康利益,是确保新药安全有效的关键所在。

(1)保障患者生命安全

新药安全性评估的首要任务就是保障患者的生命安全。通过严格的临床试验和风险评估,我们可以及时发现新药可能存在的安全隐患,并采取相应的措施加以防范。这样,我们就可以确保患者在使用新药时不会受到不必要的伤害。

(2)提高患者生活质量

除了保障生命安全外,新药安全性评估还可以提高患者的生活质量。通过评估新药的有效性和适用性,我们可以确保新药能够真正解决患者的疾病问题，并改善他们的生活质量。这对于那些长期受到疾病折磨的患者来说，无疑是一种巨大的福音。

（3）推动医药科技进步

新药安全性评估也是推动医药科技进步的重要动力。通过评估新药的安全性和有效性，我们可以发现新药的优势和不足，并为未来的药物研发提供重要的参考和借鉴。这样，我们就可以不断地改进和创新药物，为人类的健康事业贡献更多的力量。

7.2.3 新药安全性评估的挑战与应对

虽然新药安全性评估至关重要，但它也面临着一些挑战。例如，新药在临床试验中可能无法充分暴露其长期副作用；或者新药在某些特殊人群中的安全性尚未明确。为了应对这些挑战，我们需要采取以下措施：

（1）完善评估方法

科学家们应不断完善新药安全性评估的方法和技术，以更准确地评估新药的安全性和有效性。例如，可以采用更先进的临床试验设计、更精确的评估指标和更全面的数据分析方法，以提高评估的准确性和可靠性。

（2）提高公众意识

公众对新药安全性评估的认识和了解也至关重要。我们应该加强对公众的科普宣传和教育，让他们了解新药安全性评估的重要性和必要性。同时，我们也应该鼓励公众参与新药安全性评估的过程，提高他们的参与度和信任度。

新药安全性评估是确保新药安全有效的关键所在,它关系到患者的生命安全和健康利益。我们应该高度重视新药安全性评估的重要性,并采取有效的措施来应对其面临的挑战。只有这样,我们才能确保新药真正造福于人类健康事业,让更多的人受益于医学的进步和发展。

7.3 药物的副作用与不良反应

药物是我们对抗疾病的得力助手。然而,正如每硬币都有两面,药物在为我们带来疗效的同时,也可能带来一些我们不希望看到的"意外"——这就是药物的副作用和不良反应。这个小节就让我们一起了解一下药物副作用与不良反应的相关内容。只有了解它们,才能更好地保护自己。

(1)药物的"双刃剑"效应

在探讨药物的副作用和不良反应之前,我们先来了解一下它们的基本定义。简单来说,药物的副作用是指在使用治疗量的药物后,除了我们期望的治疗效果外,还可能出现的其他药理作用。而不良反应则是指在按照正常用法、用量应用药物预防或治疗疾病过程中,发生与治疗目的无关的有害反应。

(2)副作用与不良反应的潜在影响

对于患者来说,了解药物的副作用和不良反应至关重要。因为虽然这些药物副作用和不良反应在大多数情况下是轻微和可控的,但在某些情况下,它们可能会对患者的健康造成严重影响。例如,一些药物可能会导致过敏反应、胃肠道不适、肝肾功能损害等。更为严重的是，一些药物的副作用和不良反应可能会诱发新的疾病，甚至危及患者的生命。

（3）如何应对副作用与不良反应

面对药物的副作用和不良反应，我们不必过分恐慌。首先，我们应该在服药前仔细阅读药物说明书，了解药物的成分、用法、用量以及可能出现的副作用和不良反应。其次，在服药期间，我们应该密切关注自己的身体反应，如有任何不适症状，应及时向医生咨询并调整用药方案。最后，我们还应该保持良好的生活习惯和心态，以减轻药物对身体的负担。

药物副作用与不良反应是我们在使用药物时无法回避的问题。然而，通过了解它们的概念和潜在影响并采取相应的应对措施，我们可以更好地保护自己。当然，在新药的研发过程中，科学家们也采用了各种安全性评估策略，来尽可能地降低副作用和不良反应带来的潜在风险。

7.4 安全性评估的方法与策略

想象一下，如果你是一名即将接受新药治疗的患者，这种新药是否安全、是否会对你的身体产生不良影响，就是你需要关心的问题。而安全性评估，就是为了解答这些问题而存在的。它通过一系列科学的方法和策略，对药物进行全面的分析和测试，确保药物在投入市场前已经通过了严格的安全性审查。

7.4.1 安全性评估的方法

安全性评估有着一套科学而严谨的方法体系。下面,我们就来介绍几种常见的安全性评估方法。

(1)实验室研究

实验室研究是安全性评估的基础。在实验室中,科学家们会对产品或技术进行各种模拟和测试,以了解其可能产生的危害和副作用。例如,在药物研发过程中,科学家们会在实验室中对药物进行细胞实验、动物实验等,以评估药物的毒性和安全性。

(2)临床试验

临床试验是安全性评估的关键环节。在临床试验中,药物会在人体上进行测试,以评估其在实际使用中的安全性和有效性。临床试验通常分为几个阶段,从最初的少量人群测试到后来的大规模人群测试,以确保药物在不同人群中的安全性和有效性都得到了充分的验证。

(3)风险评估

风险评估是安全性评估的重要组成部分。它通过对潜在风险的识别、分析和评估,帮助我们了解产品或技术可能带来的危害和不确定性。在风险评估过程中,科学家们会综合考虑各种因素,如产品的成分、用途、使用方式等,以确定产品的风险等级和风险控制措施。

7.4.2 安全性评估的策略

除了方法外,安全性评估还需要遵循一些策略原则。这些策略原则可以帮助我们更好地进行安全性评估工作。

（1）预防为主

在安全性评估中，预防是最重要的原则之一。我们应该尽可能地预测和识别潜在的风险和危害，并采取相应的措施进行预防和控制。例如，在药物研发过程中，我们应该尽可能地了解药物的成分和作用机制，并预测其可能产生的副作用和不良反应。

（2）综合分析

安全性评估需要进行综合分析。我们应该综合考虑各种因素，如产品的成分、用途、使用方式等，以全面了解产品的安全性和风险情况。同时，我们还需要关注不同因素之间的相互作用和影响，以更准确地评估产品的安全性。

（3）持续改进

安全性评估是一个持续改进的过程。我们应该不断地总结经验教训，完善评估方法和策略，提高评估的准确性和有效性。例如，在药物研发过程中，我们可以根据临床试验的结果和反馈信息，对药物进行改进和优化，以提高其安全性和有效性。

（4）公众参与

安全性评估需要公众的参与和支持。我们应该积极与公众沟通交流，了解他们的需求和关注点，并倾听他们的意见和建议。同时，我们还应该加强科普宣传和教育，提高公众对安全性评估的认识和了解程度。

7.5　新药的安全性监测

新药的安全性检测贯穿于新药研发上市的整个生命周期，每一阶段都有一系列完整严密的方法和措施来保障新药的使用安全。

7.5.1 临床试验中的安全性监测

临床试验是新药研发过程中不可或缺的一环，也是新药安全性评估的重要阶段。在这一阶段，研究人员会通过一系列严格的测试，来监测药物的安全性，确保其在人体内的安全性得到充分的验证。

（1）不良反应的收集

在临床试验中，不良反应的收集是安全性监测的核心工作之一。研究人员会密切关注每一位参与者的身体状况，记录他们可能出现的任何不适症状、体征或实验室异常。这些不良反应可能是与药物直接相关的，也可能是与疾病本身或其他因素有关的。但无论如何，它们都是评估药物安全性的重要依据。

为了全面、准确地收集不良反应信息，研究人员会制订详细的数据收集计划，并使用标准化的表格和记录工具。他们会定期与参与者进行沟通和交流，询问他们的身体状况和用药感受。同时，他们还会对实验室数据进行仔细分析，以发现可能的异常变化。

（2）不良反应的分析

收集到的不良反应信息需要进行深入地分析和评估。研究人员会仔细审查每一条记录，判断其是否与药物相关，是否为严重不良事件等。他们还会对不良反应的发生率、持续时间、严重程度等进行统计和分析，以了解药物在不同人群中的安全性表现。

在分析过程中，研究人员会充分考虑药物的特性、疾病的性质以及参与者的个体差异等因素。他们会运用专业的统计学方法和工具，对数据进行处理和分析。同时，他们还会与同行进行交流和讨论，以获取更多的信息和建议。

（3）不良反应的报告

一旦发现严重不良事件或与药物直接相关的不良反应，研究人员会立即向相关部门进行报告。这些报告通常包括详细的事件描述、参与者的基本信息、用药情况等内容。它们将作为评估药物安全性和制订用药指南的重要依据。

同时，研究人员还会将不良反应信息及时告知参与者和家属，并解释其可能的原因和后果。他们会与参与者保持密切的沟通和联系，提供必要的支持和帮助。

7.5.2 上市后安全性监测

新药上市后，其安全性监测工作并不会停止。相反，这一阶段的安全性监测更加重要和复杂。因为药物在实际使用过程中可能会遇到各种未知的风险和挑战。

（1）药物警戒系统

为了及时发现和处理药物在上市后可能出现的安全性问题，许多国家和地区都建立了药物警戒系统。这些系统通过收集和分析药物不良反应、药物相互作用等信息，对药物的安全性进行持续监测和评估。一旦发现潜在的安全风险或问题，系统会立即向相关部门和公众发出警报，以提醒人们注意并采取必要的措施。

（2）药物不良反应报告

上市后安全性监测的另一个重要途径是药物不良反应报告。医护人员、患者及其家属等都可以向相关部门报告药物在使用过程中出现的不良反应。这些报告将作为评估药物安全性和制定用药指南的重要依据。

为了鼓励人们积极报告药物不良反应，许多国家都制定了相应的政策和措施。例如，为报告者提供保护、奖励等。这些措施有助于提高人们对药物不良反应的关注和认识程度，促进药物安全性的持续改进。

7.5.3 特殊人群的安全性考虑

在新药安全性评估中，特殊人群的安全性考虑尤为重要。因为不同人群对药物的反应可能存在差异，因此需要针对不同的特殊人群制订相应的安全性评估策略。

（1）孕妇和哺乳期妇女

孕妇和哺乳期妇女是药物安全性评估中需要特别关注的特殊人群。因为她们的身体状况和生理特点与一般人不同，药物可能对胎儿或婴儿产生不良影响。因此，在评估新药对孕妇和哺乳期妇女的安全性时，需要充分考虑药物的潜在风险和对胎儿或婴儿的影响。

（2）儿童和老年人

儿童和老年人是另外两个需要特别关注的特殊人群。儿童的生理和免疫系统尚未发育完全，对药物的反应可能与成人不同；而老年人的身体机能逐渐衰退，对药物的代谢和排泄能力也可能降低。因此，在评估新药对儿童和老年人的安全性时，需要充分考虑他们的生理特点和药物代谢特点，制订相应的用药方案和安全性评估策略。

(3)肝肾功能不全患者

肝肾功能不全患者也是需要特别关注的特殊人群之一。因为肝肾功能不全会影响药物的代谢和排泄过程，可能导致药物在体内积累或产生毒性反应。因此，在评估新药对肝肾功能不全患者的安全性时，需要充分考虑患者的肝肾功能状况和药物代谢特点，制订相应的用药方案和安全性评估策略。

新药安全性监测和评估是一项复杂而严谨的工作，它需要我们以科学的态度和方法来对待。通过临床试验、上市后安全性监测以及特殊人群的安全性考虑等多个环节的共同努力，我们可以为新药的安全性筑起一道坚实的防线，守护每一位患者的健康与安宁。

小结　新药安全性的全方位保障与持续监测

在新药研发的漫长征途中，安全性的守护如同一盏明灯，照亮着前行的道路，确保每一步都坚实可靠。新药的问世，不仅承载着科学的创新与突破，更关乎无数患者的生命健康与希望。因此，新药安全性的保障、评估与监测，构成了新药研发与应用不可或缺的重要环节。

新药研发的安全保障是一个多层次、多维度的体系。从实验室的初步筛选到临床试验的深入探索，每一阶段都伴随着对药物安全性的严格把控。研发者需要遵循科学的原则与伦理的规范，确保试验设计的合理性，数据采集的准确性，以及分析方法的科学性。同时，监管机构扮演着至关重要的角色，他们对新药的安全性、有效性、质量等进行全面而细致的评估，确保新药在上市前已经过层层筛选与考验，符合相关法规和标准。

新药安全性评估的重要性不言而喻。它是决定新药能否成功上市，并为患者带来福祉的关键。评估的方法多种多样，涵盖了临床试验的数据分析、统计学方法的运用，以及专家评审团的意见综合。在评估过程中，药物的副作用、不良反应、长期使用的潜在风险，以及特殊人群中的使用情况等，都会被纳入考量的范围。通过这些科学而严谨的方法，我们可以更全面地了解新药的安全性特征，为后续的用药指导与风险管理提供有力的依据。

然而，新药的安全性守护并不仅仅止步于上市前。上市后的安全性监测同样重要，它是对新药在实际使用中安全性的持续跟踪与评估。这一阶段，患者的角色变得尤为突出。他们作为新药的直接使用者，需要密切关注自己的身体反应，并及时向医生报告任何不适症状或副作用。医生的反馈、患者的报告，以及药品销售与使用数据的收集与分析，共同构成了新药安全性监测的重要信息来源。通过这些信息的整合与分析，新药研究者可以及时发现并解决新药可能存在的安全问题，确保其在整个生命周期内的安全使用。

新药安全性的守护是一个全方位、全过程的任务。它需要研发者、监管机构、医生、患者以及社会各界的共同努力与协作。科学严谨的研发保障、全面细致的安全性评估，以及持续有效的安全性监测，为新药的安全性筑起一道坚实的防线。

第8章
新药上市的曙光

在人类历史的长河中，疾病一直是我们共同的敌人。从古至今，人类与疾病的斗争从未停歇。随着科技的进步和医学的发展，我们有了越来越多的武器来对抗这些敌人，其中最为引人瞩目的便是新药的诞生。新药上市，不仅仅是一项医学成果的展示，更是为无数患者带来了治愈的希望和生命的曙光。

（1）患者的福音

新药上市对于患者来说，无疑是一个巨大的福音。它意味着患者有了更多、更好的治疗选择，可以更加有效地对抗疾病，提高生活质量。同时，新药上市也带来了许多新的希望和机会，让患者看到了战胜疾病的曙光。

在新药上市的背后，有着无数患者的期待和祈盼。他们渴望能够早日摆脱疾病的折磨，回归正常的生活。新药上市，为他们带来了希望，让他们看到了战胜疾病的可能性。许多患者在新药上市后，病情得到了显著改善，生活质量得到了极大提高。这些成功的案例，不仅让患者更加坚定了治疗的信心，也激发了更多人关注和参与新药研发的热情。

（2）医药产业的春天

新药上市不仅为患者带来了福音，也为医药产业带来了春天。随着新药的上市，医药产业得到了进一步的发展和壮大，推动了整个产业链的升级和转型。同时，新药上市也带来了更多的商业机会和利润空间，为制药企业带来了更多的发展机遇。

在新药上市的推动下，医药产业不断向前发展，新的技术、新的工艺、新的产品不断涌现。这些新的技术和产品，不仅提高了医药产业的竞争力，也为患者带来了更好的治疗效果和更低的治疗成本。同时，新药上市也促进了医药产业的国际合作和交流，推动了全球医药产业的共同发展。

（3）社会的福祉

新药上市不仅为患者和医药产业带来了福音和春天，也为整个社会带来了福祉。随着新药的上市，疾病的治愈率不断提高，患者的生活质量不断改善，社会的医疗卫生水平也得到了显著提升。同时，新药上市也促进了相关产业的发展和就业，为社会经济增长做出了贡献。

新药上市的过程，离不开政府、企业、医疗机构和社会各界的支持和参与。政府需要为新药研发提供政策和资金支持，企业需要投入大量资金和资源进行新药研发和生产，医疗机构需要积极参与新药的临床试验和推广使用，社会各界也需要关注和支持新药研发事业。只有各方共同努力，才能够推动新药研发事业的不断发展，为人类健康事业做出更大的贡献。

8.1 上市前的准备与审批

新药上市前的准备与审批,是一个既严谨又充满希望的旅程。在这场旅程中,科研人员、制药企业、监管机构以及患者都扮演着不可或缺的角色。接下来,我们将以生动有趣的方式,详细阐述新药上市前需要进行的药品注册和申请流程,让您更直观地了解这一过程。

8.1.1 药品注册与申请

在医药界,每一款新药的诞生都如同一颗新星在夜空中冉冉升起,而药品注册与申请就是这颗新星展现其光芒的第一步。想象一下,当一位科学家在实验室里发现了具有潜在疗效的新药分子,他就像是发现了一颗未经雕琢的宝石。然而,要让这颗宝石绽放出真正的光芒,还需要经过一系列精细的打磨和检验,这就是药品注册与申请的过程。

(1)提交的材料:新药的"身份证"和"履历表"

在药品注册与申请的过程中,制药企业需要向监管机构提交一系列详尽的材料。这些材料就像是新药的"身份证"和"履历表",记录着新药的研发历程、疗效、安全性以及制造工艺等关键信息。

首先,制药企业需要提交新药的化学结构、分子式、药理作用等基本信息。这些信息就像是新药的"身份证",让监管机构能够清晰地识别这款新药的身份和特性。

其次,制药企业还需要提交新药的临床试验数据。这些数据是新药疗效和安全性的重要依据，就像是新药的"履历表"，记录了新药在临床试验中的表现和结果。这些数据需要经过严格的统计分析和解读，以确保新药的疗效和安全性得到充分的验证。

此外，制药企业还需要提交新药的制造工艺、质量控制标准等相关材料。这些材料是确保新药质量可控、稳定可靠的关键，也是监管机构审核新药的重要依据。

（2）审批标准：严格的"选美大赛"

在药品注册与申请的过程中，监管机构会对提交的材料进行严格的审核和评估。这个过程就像是一场严格的"选美大赛"，只有那些符合标准、具备潜力的新药才能脱颖而出，获得上市的资格。

监管机构会根据新药的疗效、安全性、创新性以及制造工艺等多个维度进行综合评价。在疗效方面，新药需要展现出明显的治疗效果和优势，能够显著改善患者的病情和生活质量。在安全性方面，新药需要经过严格的临床试验验证，确保患者的安全得到充分保障。在创新性方面，新药需要具备独特的药理作用或治疗机制，能够为患者提供新的治疗选择和希望。在制造工艺方面，新药需要采用先进、可靠的制造工艺和质量控制标准，确保药品的质量和稳定性。

（3）审批时间：漫长的等待与期待

药品注册与申请的审批时间往往是一个漫长的过程。从提交申请到最终获得批准上市，可能需要数年甚至数十年的时间。这段时间对于科研人员、制药企业以及患者来说，都是一个充满等待和期待的过程。

然而，正是这段时间的等待和期待，让新药上市的过程更加珍贵和有意义。在这段时间里，科研人员会不断完善和优化新药的研发方案和生产工艺；制药企业会积极筹备和投入生产线的建设；患者则会充满期待地等待新药的到来，希望能够早日摆脱疾病的困扰。

总之，药品注册与申请是新药上市前必经的重要环节。通过这个过程，新药需要经过严格的审核和评估，确保其具备足够的疗效、安全性和创新性。虽然这个过程漫长而艰辛，但正是这样的过程让我们更加珍惜和期待新药的到来。

8.1.2 监管机构的作用与职责

新药如同一颗颗璀璨的星辰，而监管机构则是那些默默守护这片星空的"守门人"。他们的工作不仅关乎药物的质量和安全性，更关系到每一位患者的生命健康。

（1）药品监管机构的"双重身份"

药品监管机构，这个听起来有些官方和严肃的名字，其实有着"双重身份"。他们既是药品市场的"警察"，负责维护市场秩序和公平竞争；又是患者的"守护者"，确保每一款上市的药物都安全有效。

作为"警察"，药品监管机构需要监督和管理药品的研发、生产、销售等各个环节，确保制药企业遵守法律法规，不得进行虚假宣传、欺诈销售等违法行为。他们会对制药企业进行定期检查和抽查，发现问题及时处理，保障药品市场的健康有序。

作为"守护者"，药品监管机构更是肩负着确保药物质量和安全性的重任。他们需要对每一款新药进行严格的审批和评估,确保新药在疗效、安全性、创新性等方面都符合标准。他们还会对已经上市的药物进行持续监管和评估,确保药物的质量和安全性得到长期保障。

(2)新药审批的"三重奏"

在新药审批过程中,药品监管机构的作用和职责主要体现在以下三方面:

①严格把关:确保新药质量与安全。在新药审批的初期阶段,药品监管机构会对制药企业提交的材料进行严格的审核和评估。这些材料包括新药的化学结构、药理作用、临床试验数据等关键信息。监管机构会组织专家团队对这些信息进行深入分析和评估,确保新药在疗效、安全性等方面都符合标准。同时,他们还会对制药企业的生产工艺、质量控制等方面进行检查和评估,确保新药的质量得到可靠保障。

②公正评估:确保新药创新性。除了确保新药的质量和安全性外,药品监管机构还需要对新药的创新性进行评估。他们会关注新药是否具有独特的药理作用或治疗机制,是否能够为患者提供新的治疗选择和希望。在评估过程中,监管机构会参考国内外的研究进展和临床实践情况,确保新药的创新性得到公正评价。

③持续监管:确保药物质量与安全性的长期保障。新药上市后,药品监管机构的工作并没有结束。他们会对已经上市的药物进行持续监管和评估,确保药物的质量和安全性得到长期保障。这包括对新药的临床应用情况进行跟踪观察,收集和分析不良反应信息,及

时采取必要的措施确保患者用药安全。同时,他们还会对制药企业的生产情况进行定期检查和抽查,确保制药企业遵守法律法规和质量管理要求。

(3)监管机构如何确保药物质量和安全性?

药品监管机构在确保药物质量和安全性方面采取了多种措施和方法:

①法规制度建设。药品监管机构会制定和完善相关的法规制度,明确药品研发、生产、销售等各个环节的要求和标准。这些法规制度为药品研发和上市提供了明确的指导和规范,确保了药品的质量和安全性得到可靠保障。

②专业技术支持。药品监管机构拥有一支专业的技术团队,他们具备丰富的药学、医学、化学等专业知识。这些专家团队会对新药进行深入地评估和分析,确保新药在疗效、安全性等方面都符合标准。同时,他们还会为制药企业提供技术支持和指导,帮助制药企业提高药品的质量和安全性。

③信息化建设。药品监管机构还积极推进信息化建设,建立药品监管信息系统和数据库。这些信息系统和数据库能够实现对药品信息的快速查询和共享,提高了监管效率和质量。同时,它们还能够对药品的生产、销售、使用等环节进行实时监控和预警,及时发现和处理问题。

④国际合作与交流。药品监管机构还会积极开展国际合作与交流活动,与国际上的药品监管机构进行信息交流和经验分享。这有助于他们了解国际上的最新进展和趋势,提高监管水平和能力。同时,

国际合作还能够促进药品的跨国研发和上市，为患者提供更多的治疗选择和希望。

药品监管机构在新药审批过程中发挥着至关重要的作用和职责。他们通过严格的审批和评估过程，确保新药的质量和安全性得到可靠保障；通过持续监管和评估确保药物的质量和安全性得到长期保障；通过法规制度建设、专业技术支持、信息化建设和国际合作与交流等多种措施和方法不断提高监管水平和能力。

8.2 上市后的管理与监督

药品监管机构是新药上市后持续保障药品安全的重要力量，他们确保了药品在市场上的合法性和规范性，为患者构筑了一道坚固的健康防线。

8.2.1 药品市场的监管

在药品市场这个纷繁复杂的世界里，各种药品琳琅满目，令人眼花缭乱。然而，在这片繁荣的背后，也隐藏着一些不法分子和违规行为。他们可能通过虚假宣传、制假售假等手段，扰乱市场秩序，危害患者健康。因此，药品市场的监管显得尤为重要。

（1）药品市场监管的"三大支柱"：法规制度、监管体系与监管手段

在药品市场的海洋中，有一片深不可测的领域，需要有一只坚定的手来掌舵，那就是我们的药品市场监管。而这座坚固的航船，正

是由三大支柱——法规制度、监管体系和监管手段共同支撑起来的。它们就像药品市场的"红绿灯""天眼"和"利剑",保障着每一颗药品的安全,维护着整个药品市场的稳定。

①法规制度:药品市场的"红绿灯"。法规制度就像药品市场的"红绿灯",为药品的研发、生产、销售等各个环节设立了明确的规范。就像道路上的交通规则,药品市场的法规制度让每一个环节都有法可依、有章可循。通过不断完善和更新这些规则,我们能够确保药品市场朝着有序、健康的方向发展。

近年来,我国针对药品市场的法规制度进行了多次修订和完善。比如,对药品的注册审批流程进行了优化,提高了审批效率;对药品的质量标准进行了提升,确保了药品的安全性和有效性。这些举措就像给药品市场安装了更智能的"红绿灯",让药品的每一个环节都能够得到更好地规范和监管。

②监管体系:药品市场的"天眼"。监管体系就像药品市场的"天眼",时刻关注着药品市场的动态。这个体系包括了监管机构、监管人员、监管手段等多个方面。监管机构负责制定和执行监管政策,对药品市场进行全面监管;监管人员则是监管机构的得力助手,他们具备丰富的专业知识和经验,能够及时发现和处理问题;而监管手段则包括了现场检查、抽样检测、数据分析等多种方式,确保监管的全面性和有效性。

想象一下,如果没有这个"天眼"般的监管体系,药品市场就像一片黑暗的森林,充满了未知和危险。而有了这个体系,我们就能够时刻关注药品市场的动态,及时发现问题并进行处理,确保药品市场的安全和稳定。

③监管手段：药品市场的"利剑"。监管手段就像药品市场的"利剑"，对于违法违规行为进行严厉打击。这把"利剑"包括了行政处罚、刑事处罚、民事赔偿等多种方式。一旦发现有违法违规行为的存在，监管机构就会毫不留情地挥舞起这把"利剑"，对违法者进行严厉的处罚。

比如，近年来我国对于药品市场的违法违规行为进行了多次打击。对于生产假药、劣药的企业进行了严厉处罚；对于销售过期药品、不合格药品的行为进行了查处。这些举措就像用"利剑"斩断了药品市场的"毒瘤"，维护了市场的秩序和患者的利益。

药品市场监管的"三大支柱"共同构成了药品市场监管的坚实基础。保障着每一颗药品的安全，维护着整个药品市场的稳定。

（2）药品市场监管的"五大策略"：守护健康，严阵以待！

在药品市场监管这场没有硝烟的战斗中，监管机构可是拿出了浑身解数，采取了五大策略，确保每一颗药品都安全无虞，为患者筑起一道坚实的健康防线。接下来，就让我们一起走进这五大策略的世界，感受其中的激情与智慧吧！

①严格审批：新药上市的"准入证"。在药品界，新药的诞生可是件大事。但别急，想要"出道"可得先过监管机构的"面试"。这"面试"可不是闹着玩的，它可是对药品进行了全方位的严格审批和评估。就像娱乐圈的选秀节目一样，只有那些具备足够疗效、安全性高的"选手"才能脱颖而出，获得上市的"准入证"。这样一来，我们就能确保新药的质量和安全性，让患者们用得放心、安心。

②持续监管：药品市场的"巡逻队"。药品上市后，监管机构可不会放松警惕的。他们会像"巡逻队"一样，时刻关注着药品市场的动态。他们会定期检查和抽查制药企业的生产情况、销售情况等，确保药品的质量和安全性得到长期保障。同时，他们还会对药品的不良反应进行收集和分析，一旦发现问题就会及时采取措施，确保患者用药安全。

③严厉打击：违法违规行为的"零容忍"。在药品市场这个江湖里，总有一些不法分子想要浑水摸鱼。但别担心，监管机构可是他们的克星。对于违法违规行为，监管机构会采取严厉的打击措施，让违法者无处遁形。他们会依法查处制假售假、虚假宣传等违法行为，并公开曝光违法企业和个人。这样一来，违法者就会受到应有的惩罚，市场秩序和患者利益也能得到有效维护。

④宣传教育：提高公众药品安全意识的"播种机"。在药品安全这场战斗中，公众的力量可是不容忽视的。为了提高公众对药品安全的认识和重视程度，监管机构可是拿出了看家本领——宣传教育。他们会通过各种渠道向公众普及药品知识，宣传用药常识等，帮助公众树立正确的用药观念。这样一来，公众就能更好地保护自己的健康，减少药品安全事故的发生。

⑤国际合作：共同打击跨国违法行为的"联盟军"。在全球化的今天，跨国违法行为越来越猖獗。为了共同打击这些违法行为，监管机构加强了国际合作与交流。他们与其他国家的监管机构建立了紧密的合作关系，共同分享信息、交流经验、开展联合行动等。这样一来，就能形成国际合力，共同维护全球药品市场的秩序和安全。

药品市场监管的五大策略就像五把利剑,时刻守护着患者的健康。让我们为这些守护者点赞,也为他们的辛勤付出表示敬意!

(3)药品市场的监管,一场关乎你我健康的守护战!

药品市场的监管,无疑是一场没有硝烟的战役,它关乎着亿万民众的健康和生命安全。在这场战役中,我们每一个人都是战士,都应当肩负起守护健康、维护市场秩序的重任。今天,就让我们一起走进这场守护战,感受其中的激情与力量!

我们要明白药品市场监管的重要性。药品,作为治疗疾病、保障健康的重要工具,其质量和安全性直接关系到我们的生命安全。如果药品市场存在假冒伪劣、违法违规的现象,不仅会导致患者无法得到有效治疗,甚至可能危及生命。因此,药品市场的监管显得尤为重要,它关乎着每一个人的生命健康。

那么,作为患者和公众,我们应该如何参与这场守护战呢?我们要增强自我保护意识,提高用药常识水平。我们要学会辨别药品的真伪,了解药品的适应证、禁忌证、用法用量等基本信息。在购买药品时,要选择正规的药店或医院,避免购买来路不明的药品。同时,我们还要关注药品的不良反应和注意事项,避免因为用药不当而给身体带来伤害。

除了增强自我保护意识外,我们还应该积极支持和配合监管机构的工作。监管机构是药品市场监管的主力军,他们负责制定和执行监管政策,对药品市场进行全面监管。我们要相信监管机构的专业性和公正性,支持他们的工作。同时,我们还要关注监管机构的动态和公告,了解最新的药品安全信息。如果我们发现违法违规行为或药品安全问题，要及时向监管机构举报，为守护药品市场贡献自己的力量。

近年来，我国药品市场监管机构在打击违法违规行为方面取得了显著成效。他们通过加强监管力度、提高监管效率等措施，成功查处了一批制假售假、虚假宣传等违法案件。此外，监管机构还加强了对药品广告的监管力度。他们严格审查药品广告的内容和形式，防止虚假宣传和误导消费者。

在这场守护战中，我们每一个人都是战士。让我们用热情洋溢的心态和实际行动来支持药品市场监管工作。同时，我们也要不断学习药品知识，提高自我保护能力！

8.2.2 药品质量与安全性的持续监测

当我们谈论药品的质量与安全性时，很容易将其局限于新药上市前的审批阶段。然而，药品的旅程远不止于此。从生产线上走下来，经过层层筛选，最终到达患者手中，这个过程中，对药品质量和安全性的持续监测同样至关重要。接下来，我们将详细展开阐述药品上市后如何持续监测其质量和安全性，包括药物警戒系统、药品召回等措施，以及这些措施背后的故事和意义。

（1）药物警戒系统：守护每一粒药的"千里眼"

在医药行业中，药物警戒系统是一个不可或缺的工具，它如同一位全天候、全方位的"千里眼"，默默守护着每一粒药品的质量和安全性。这个系统以其独特的优势，成为确保药品安全抵达患者手中的重要保障。

让我们来深入了解一下药物警戒系统是如何工作的。

①实时监测：捕捉药品的"一举一动"。想象一下，如果有一双眼睛能够时刻关注着药品在市场上的每一个细微动作，那该是多么令人安心的存在。而药物警戒系统正是扮演着这样的角色。它通过收集和分析来自医生、药师、患者等各个方面的信息，如销售数据、不良反应报告、临床使用情况等，实时监测药品的表现。这些信息汇聚成一张庞大的数据网络，涵盖了药品使用的各个环节。

这些系统能够实时收集和分析数据，当检测到大量患者出现不良反应时，会立即启动警报机制，通知相关医疗机构和药品生产企业采取措施，从而保障公众用药安全。

②风险评估：为药品"量体裁衣"。在收集到足够的信息后，药物警戒系统会进行风险评估。这个过程就像是为药品"量体裁衣"，根据药品的实际情况，评估其可能存在的风险。风险评估的结果将作为后续决策的重要依据，帮助监管机构确定是否需要采取进一步的措施。

③预警与响应：迅速行动，保障患者安全。一旦药物警戒系统发现药品存在可能的风险，它会立即发出预警，并启动相应的响应机制。这个过程就像是一台高效的机器，在发现问题的同时，迅速采取措施来保障患者的安全。

④药物警戒系统成功案例

◎ 金赛药业携手源资信息科技（上海）有限公司，成功上线了 Argus 药物警戒系统。这一系统取代了原有的烦琐手动操作和数据录入，实现了国家直报系统数据的上传和导入

Argus，极大缩短了数据上报时间并降低了人为错误的风险，提高了工作效率。

◎ 太美医疗科技的 eSafety 药物警戒系统成功对接了境外监管机构数据库 EudraVigilance，并通过 FDA AERS（FAERS）系统的 E2B 电子递交测试，成为中国首个成功对接该数据库的药物警戒系统。这标志着中国药物警戒事业迈出了重要一步，对国际化发展具有里程碑意义。

◎ 银诺医药通过源资科技的帮助，成功打造了一个安全高效的药物警戒系统。该系统实现了药物警戒数据的电子化记录和基于业务流程的处理，并完成了基于 GAMP 5 标准的合规验证以及与监管机构 CDE 的网管对接。

◎ 华润三九集团及其子公司全面部署了 eSafety 药物警戒数据库，基于数字化的药物警戒工作管理，有助于企业药物警戒数据的安全、合规、完整和可追踪，同时为基于数据进行价值挖掘和及时发现新的药品不良反应打下了基础。然而，药物警戒系统也面临着一些挑战和困难。例如，如何确保数据的准确性和完整性？如何更好地利用大数据和人工智能等先进技术来提高预警和响应的效率以及准确性？这些问题都需要我们不断地探索和研究。

药物警戒系统就像是一个全天候、全方位的"千里眼"，时刻关注着药品在市场上的表现，确保每一粒药都能安全有效地到达患者手中。我们应该充分认识到药物警戒系统的重要性，并加强对它的建设和完善，以更好地保障患者的用药安全。

（2）药品召回：守护患者安全的"紧急刹车"

药品，作为我们日常生活中不可或缺的一部分，其安全性直接关系到人们的生命健康。然而，正如我们驾驶汽车在道路上行驶时，有时也需要紧急刹车来避免潜在的危险，药品市场也需要一个"紧急刹车"机制来确保患者的安全。这个"紧急刹车"就是药品召回。

药品召回实际上是保障患者安全的一把"利器"。它就像是我们行车过程中的紧急制动系统，一旦发现药品存在严重的安全性问题，监管机构就会迅速启动药品召回程序，将已经上市的药品从市场上撤回，以最大限度地减少对患者的伤害。

那么，药品召回是如何进行的呢？接下来，我们将通过三个环节来详细解析这一过程，带您领略药品召回的"速度与激情"。

①召回决策：权衡利弊，果断行动。药品召回，并非一蹴而就的决策。在决定是否进行药品召回时，监管机构需要综合考虑各种因素，如问题的严重程度、涉及的患者数量、召回的成本等。这就像我们在面临重要抉择时，需要权衡利弊，做出最合适的决策。

在这个过程中，监管机构会秉持着对患者安全负责的态度，充分考虑公众利益。他们会通过专业的评估团队对药品的安全性问题进行深入分析，确保召回决策的科学性和合理性。同时，监管机构还会积极与制药企业沟通，了解其生产情况、销售情况等，以便更好地评估召回的影响和效果。

②召回实施：迅速、有序、全面。一旦决定召回药品，监管机构就会立即启动召回程序。这个过程需要迅速、有序、全面地进行，以确保召回的效果和效率。

监管机构会向制药企业发出召回通知，要求企业立即停止销售、生产该药品，并召回已经上市的药品。在这个过程中，监管机构会与企业保持密切沟通，确保召回行动的顺利进行。同时，监管机构还会对召回过程进行监督和检查，确保企业按照要求执行召回行动。

除了与企业沟通外，监管机构还会通过各种渠道向公众发布召回信息。他们会利用电视、广播、报纸等传统媒体以及互联网等新兴媒体，广泛传播召回信息，提醒患者注意药品的使用。此外，监管机构还会设立专门的咨询电话和网站，为公众提供咨询和帮助。

③后续处理：总结经验，完善制度。药品召回结束后，监管机构并不会就此止步。他们会对整个过程进行总结和评估，分析召回的原因、效果以及存在的问题，并提出改进意见和建议。这些经验和教训将有助于完善药品召回制度，提高药品质量和安全性。

在这个过程中，监管机构会邀请专家、企业代表以及公众代表参与讨论和评估。他们会共同分析召回过程中的成功经验和不足之处，并提出具体的改进建议。这些建议将作为完善药品召回制度的重要依据。

同时，监管机构还会加强与其他国家和地区的合作与交流。他们会分享各自在药品召回方面的经验和教训，共同探讨如何提高药品召回的效率和质量。这种国际合作将有助于形成更加完善的药品召回体系，为全球患者提供更加安全、可靠的药品。

药品召回通过迅速、有序、全面的召回行动，能够最大限度地减少药品安全问题对患者造成的伤害。让我们一起来看看3个真实的药品召回案例。

案例一：小林制药公司红曲成分保健品召回案例

背景与事件经过：

2024年3月，日本知名药企小林制药公司宣布紧急召回一批含有红曲成分的保健品，原因是部分消费者服用这些产品后出现了肾脏疾病等健康问题。此次召回行动于3月22日正式启动，此前，据公司报告，已有至少33人（部分报道提到26人）因服用相关产品而住院，其中部分病例甚至需要透析治疗。

问题发现与调查：

小林制药表示，在收到多起消费者健康受损的报告后，公司立即对涉事产品及其红曲原料进行了成分分析。分析结果显示，部分红曲原料中可能含有公司掌握范围外的未知成分，这些未知成分被认为可能与消费者出现的肾脏问题有关联。尽管具体关联尚未得到最终确认，但出于保护消费者健康的考虑，公司决定自主召回相关产品。

召回范围与措施：

此次召回的产品包括红曲胆固醇颗粒在内的多款改善胆固醇的保健产品，这些产品通过跨境渠道销往中国大陆及其他地区。小林制药积极协助购买了相关产品的消费者进行产品回收，并呼吁所有消费者立即停止服用已召回的产品。

社会反响与后续：

此事件引起了广泛关注，不仅影响了小林制药的品牌形象，也再次引发了公众对海淘药品、保健品风险的警惕。此外，部分使用了小林制药红曲原料的其他日本企业也主动召回了相关产品，进一步扩大了事件的影响范围。

案例二：国药控股天和吉林医药有限公司他克莫司软膏召回案例

背景与事件经过：

2023年12月，上海市食品药品检验研究院在对国药控股天和吉林医药有限公司生产的一批他克莫司软膏进行检验时，发现该批次药品不符合规定，具体不符合项目为有关物质。有关物质是反映药品纯度的指标，主要来源于制备过程中带入的杂质或药品在贮存、运输中发生的降解产物。

应对措施：

针对这一发现，国家药品监督管理局迅速采取行动，要求相关企业和单位暂停销售并召回该批次药品。同时，药品监督管理部门还要求对不符合规定的原因进行深入调查，并督促相关企业和单位进行整改。

社会影响：

此次召回事件体现了国家对药品质量安全的严格监管，也提醒了药品生产企业在生产、贮存、运输等各个环节都必须严格遵守相关规定，确保药品质量。对于消费者而言，这也是一次重要的提醒，即在使用药品时应关注药品来源和质量信息，避免使用不符合规定的药品。

> **案例三：美国最大药房 CVS 自营品牌药品召回案例**
>
> **背景与事件经过：**
>
> 2024年6月，美国最大药品零售公司西维斯健康集团（CVS）因涉及婴幼儿及儿童的自营品牌药品接连出现问题而进行了大规模召回。据彭博新闻社报道，问题包括使用受污染的水源生产药品、生产剂量过强的药物以及在生产鼻炎喷雾剂时使用了与生产杀虫剂相同的生产线等。
>
> **应对措施：**
>
> CVS 迅速响应，对问题药品进行了全面召回，并积极配合相关监管部门的调查工作。公司还表示将加强供应商管理，确保未来不再发生类似问题。
>
> **社会反响与启示：**
>
> 此事件再次凸显了药品质量和安全的重要性，特别是针对婴幼儿及儿童等特殊人群使用的药品更应严格把关。同时，也提醒了药品零售企业在扩大规模和降低成本的同时，不能忽视对药品质量的监管和控制。对于消费者而言，选择正规渠道购买药品、关注药品召回信息，也是保障自身健康的重要措施。

（3）持续监测的"多面手"：综合施策，确保药品安全

药品安全，关乎亿万人民的健康与福祉，更是国家稳定发展的重要基石。在这个复杂多变的药品市场环境中，我们需要的不仅是一

双敏锐的"眼睛"去发现问题,更需要一位"多面手"来全面、持续地监测药品质量和安全性。

①加强监管力度:提高药品质量门槛。

药品质量是药品安全的核心。为了确保药品质量,监管机构会采取一系列措施,加强对制药企业的监管力度,提高药品质量门槛。

监管机构会要求制药企业严格遵守药品生产质量管理规范(GMP)。GMP是药品生产和质量管理的基本准则,它涵盖了药品生产的全过程,从原料采购、生产、检验到储存、销售等各个环节。监管机构会定期对制药企业进行GMP认证和检查,确保企业的生产过程符合标准。同时,对于不符合GMP要求的企业,监管机构会依法进行处罚,甚至吊销其生产许可证。

除了GMP认证和检查外,监管机构还会加强对药品销售环节的监管。他们会通过定期检查、抽检等方式,对市场上的药品进行质量监测。一旦发现假药、劣药等不合格药品,监管机构会立即采取措施,将其从市场上撤回,并追究相关责任人的法律责任。这种严格的监管措施,有效地遏制了假药、劣药等不合格药品的流通,保障了公众的用药安全。

②推广合理用药:提高患者用药水平。

药品的安全性和有效性不仅取决于药品本身的质量,还取决于患者的用药行为。因此,推广合理用药知识,提高患者的用药水平,是确保药品安全的重要措施。

监管机构会通过各种渠道向公众普及合理用药知识。他们会通过电视、广播、报纸等传统媒体以及互联网等新兴媒体，发布药品安全信息、用药指南等内容。同时，他们还会组织专家开展讲座、义诊等活动，向公众宣传药品的正确使用方法、注意事项以及不良反应等信息。这些活动不仅提高了公众的药品安全意识，也帮助他们树立了正确的用药观念。

除了普及合理用药知识外，监管机构还会加强对医生、药师等医疗专业人员的培训。他们会组织专家团队对医疗专业人员进行培训，提高他们的药品知识水平和用药指导能力。这样，当患者在就医时，就能得到更加专业、准确的用药指导，避免用药不当带来的风险。

③加强国际合作：共同打击跨国违法行为。

在全球化背景下，跨国违法行为日益增多。为了共同打击这些违法行为，维护全球药品市场的秩序和安全，各国监管机构需要加强国际合作与交流。

首先，各国监管机构会建立紧密的合作关系。他们会通过签署合作协议、召开联席会议等方式，加强彼此之间的沟通与联系。这样，当某国发现跨国违法行为时，就能及时通知其他国家并采取联合行动进行打击。这种跨国合作机制有助于形成国际合力，共同维护全球药品市场的秩序和安全。

其次，各国监管机构会共同分享信息、交流经验。他们会通过定期举办研讨会、分享案例等方式，向其他国家介绍自己在药品监管方面的经验和做法。这样，各国就能相互借鉴、取长补短，共同提高药品监管水平。同时，各国监管机构还会加强信息互通和共享机制建设,确保信息的及时传递和有效利用。

最后,各国监管机构会开展联合行动打击跨国违法行为。他们会共同制定行动方案、分配任务、协调资源等,确保行动的顺利进行。这种联合行动不仅有助于打击跨国违法行为,还能提高各国监管机构的协作能力和应对能力。

所以,持续监测药品质量和安全性需要综合施策,从多个方面入手。加强监管力度、推广合理用药知识以及加强国际合作都是确保药品安全的重要措施。

药品质量和安全性的持续监测是一项长期而艰巨的任务。它需要我们每个人的关注和支持。

8.2.3 患者的反馈与药物改进

在药物研发与上市的复杂流程中,患者的反馈扮演着至关重要的角色。这不仅关乎患者的治疗效果和生活质量,更直接影响到药物市场的接受度和药物的长期生存。因此,新药上市后,如何有效地收集和利用患者反馈,以指导药物的持续改进和优化治疗方案,成为医药界和医疗领域关注的焦点。

(1)患者反馈的重要性

①治疗效果的直接体现。患者的反馈最直接地反映了药物在临床实践中的治疗效果。通过患者的亲身体验,我们可以了解到药物在疗效、副作用、用药便捷性等方面的具体情况,为药物的后续改进提供重要依据。

②提升患者满意度。患者的满意度是衡量药物成功与否的重要指

标之一。通过积极收集和处理患者反馈，我们可以及时发现问题、解决问题，提升患者的治疗体验，从而增强患者对药物的信任和忠诚度。

③推动药物创新。患者的反馈也是推动药物创新的重要动力。通过分析患者的需求和痛点，我们可以发现新的治疗需求和市场机会，为药物的研发和创新提供新的方向。

（2）患者反馈的收集方式

①问卷调查。问卷调查是一种常见且有效的患者反馈收集方式。通过设计合理的问卷内容，我们可以系统地了解患者在使用药物过程中的各种感受和需求。同时，问卷调查还具有成本低、易于实施等优点。

②访谈调查。访谈调查可以更深入地了解患者的需求和感受。通过与患者面对面的交流，我们可以更加准确地把握患者的真实想法和反馈，为药物的改进提供更加有针对性的建议。

③社交媒体监测。随着社交媒体的普及，越来越多的患者开始通过社交媒体分享自己的治疗经验和感受。通过监测社交媒体上的相关话题和讨论，我们可以实时了解患者的反馈和需求，为药物的改进提供及时的信息支持。

（3）患者反馈的分析与应用

①疗效评估。通过对患者反馈的分析，我们可以了解药物在临床实践中的治疗效果。如果药物在疗效方面存在问题或不足，我们可以根据患者的反馈进行相应的改进和优化。例如，如果患者反馈药物疗效不佳或存在耐药性问题，我们可以考虑通过调整药物剂量、

改变给药方式或开发新的药物组合等方式来提高疗效。同时，我们还可以根据患者的反馈来评估不同患者群体对药物的疗效差异，为个性化治疗提供更加精准的方案。

②副作用管理。副作用是药物治疗中不可避免的问题之一。通过患者反馈的分析，我们可以了解药物可能引起的各种副作用及其发生率和严重程度等信息。这些信息对于药物的安全性评价和风险管理具有重要意义。基于患者反馈的副作用信息，科学家们可以采取一系列措施来降低副作用的发生率和严重程度。例如，通过优化药物配方、改变给药方式或提供针对性的预防措施等方式来减少副作用的发生。还可以建立副作用监测系统，及时收集和处理患者的反馈信息，为药物的持续改进提供支持。

③用药便捷性改进。用药便捷性是影响患者用药体验的重要因素之一。通过患者反馈的分析，研究者们可以了解药物在用药便捷性方面存在的问题和不足。这些问题可能包括药物包装不便、用药方式复杂、用药频率高等。为了改进药物的用药便捷性，需要从多个方面入手。首先，可以优化药物包装和标签设计，使其更加符合患者的使用习惯和需求。其次，可以简化用药方式和流程，降低患者的用药难度和复杂度。此外，还可以开发新的药物剂型或给药系统，提高药物的用药便捷性和患者依从性。

④治疗方案优化。患者反馈还可以用于优化治疗方案。通过分析患者的反馈数据，新药研发团队可以了解不同治疗方案对患者的影响和效果差异。这些数据可以帮助他们评估不同治疗方案的优劣和适用范围，为临床决策提供有力支持。基于患者反馈的治疗方案优

化可以从多个方面入手。首先，可以根据患者的反馈调整药物剂量和用药频率等参数，以达到最佳的治疗效果。其次，可以根据患者的反馈，选择合适的药物组合或替代药物，以应对不同的治疗需求和挑战。此外，还可以结合患者的个体特征和需求制订个性化的治疗方案，提高治疗的有效性和安全性。

（4）患者反馈面临的挑战与未来展望

尽管患者反馈在新药上市后的改进中发挥着重要作用，但在实际操作中也面临着一些挑战。例如，患者反馈的收集和分析需要耗费大量的人力、物力和时间；同时，如何确保患者反馈的真实性和可靠性也是一个需要关注的问题。

为了克服这些挑战并更好地利用患者反馈来改进药物和治疗方案，需要加强以下三方面的工作：一是加强患者教育和宣传，提高患者参与反馈的积极性和主动性；二是建立完善的患者反馈收集和分析体系，提高反馈数据的质量和效率；三是加强跨学科合作和资源整合，形成合力推动药物改进和创新。

展望未来，随着医疗技术的不断发展和医疗模式的不断创新，患者反馈在新药上市后的改进中将发挥越来越重要的作用。新药研发团队将借助大数据、人工智能等先进技术手段来更好地收集和分析患者反馈数据，为药物的持续改进和创新提供更加精准和有力的支持。同时，他们也将加强国际合作和交流，共同推动全球医药行业的进步和发展。

小结　新药上市从精心准备到严格监管

新药上市，对于医药行业而言，不仅是一项科技创新的成果展现，更是改善患者生活质量、推动医疗健康进步的重要里程碑。然而，在这道曙光照亮市场之前，新药需经历一段漫长而复杂的旅程，涵盖了从研发、准备到审批的每一个细致环节，以及上市后持续的管理与监督。

新药的研发始于科学假设，经过实验室阶段的化合物筛选、动物实验，直至进入临床试验，每一步都凝聚着科研人员的心血。

完成临床试验后，制药公司需向国家药品监督管理局（如中国的NMPA、美国的FDA）提交新药上市申请，包括详尽的研究报告、制造工艺、质量控制标准等。审批机构将对申请材料进行严格审查，必要时还会进行现场核查，确保所有数据的真实性和完整性。这一过程往往耗时数年，期间可能因数据不足、安全性问题等原因被要求补充资料或直接驳回。

一旦新药获得批准，其市场之旅才刚刚开始。上市后，制药公司需继续进行药品的第四期临床试验，即上市后研究，以监测长期使用的安全性和有效性，及时发现并报告任何不良反应。同时，建立完善的质量管理体系，确保每一批次药品都符合既定标准，保障患者用药安全。

政府和监管机构的角色同样不可或缺。他们会定期对已上市药品进行再评价，包括疗效、安全性、经济效益等多维度的评估，必要时可调整药品的使用范围或撤销其上市许可。此外，通过建立不良反应监测系统和实施严格的广告审查，防止夸大宣传，保护公众免受误导。

随着医疗技术的进步和患者需求的不断变化，新药上市后的管理与监督还需适应新的挑战，如生物类似药、个性化医疗产品的出现，对监管科学提出了更高的要求。因此，监管机构与制药行业之间的合作与交流日益重要，在共同推动医药创新的同时，确保公众健康利益的最大化。

新药上市前的曙光背后，是科研与监管的双重努力。上市不是终点，而是新药生命周期中另一个开始，标志着持续监测、优化与贡献的新篇章。通过不断完善上市前后的准备与监管机制，我们能够更好地促进医药创新。

第9章
新药在医疗实践中的应用

在医疗实践中,医生们常常需要面对各种复杂的疾病和患者。这些疾病可能病因不明、症状多样,给医生们的诊断和治疗带来了极大的困难。然而,新药的出现,就像为医生们提供了指南针,让他们能够在未知的医学领域里探索前行。

新药通常具有独特的药理作用和机制,能够针对疾病的特定环节进行治疗。这使得医生们能够更加精准地诊断疾病,为患者制订更加个性化的治疗方案。比如有些新药能够针对疾病的根源进行治疗,使得治疗效果更加显著和持久;有些新药解决了一些传统药物无法克服的问题,如副作用大、疗效不稳定等,使得患者能够更快地恢复健康,减轻痛苦和不适。这让患者有了能够根据自己的实际情况选择最适合自己的药物的可能性。这种个性化和多样化的治疗选择,让患者们感受到了更多的尊重和关爱,也让医生的医疗实践变得更加丰富多彩。

9.1 临床应用中的挑战

在医疗实践领域,新药的引入总是伴随着无限的期待与希望,它们为治疗各种疾病提供了新的可能性。然而，新药从实验室到临床应用的过程中，往往会遭遇一系列的挑战与难题。这些挑战不仅涉及药物本身的研发和生产，还包括其在实际应用中的供应、费用、患者接受度等方面。

9.1.1 药物供应问题

新药在研发成功后，需要经历临床试验、注册审批等多个环节，才能最终进入市场供患者使用。然而，即使新药已经上市，其供应问题仍然是一个不容忽视的难题。一方面，新药的生产需要时间和成本，而且生产过程中可能受到原材料、设备、技术等多种因素的影响，导致产量不稳定或生产延误。另一方面，新药的市场需求可能远远超出预期，导致供应不足。这种供需不平衡的情况不仅会影响患者的治疗效果，还可能引发一系列社会问题。

为了应对药物供应问题，制药企业需要加强生产管理，提高生产效率，同时积极寻求多元化的供应链策略，以确保药物的稳定供应。此外，政府部门也应加强监管和协调，确保新药能够及时、足量地供应给医疗机构和患者。

9.1.2 药物费用问题

新药在研发过程中投入了大量的资金和时间，因此其价格往往较高。这对于患者来说是一个沉重的负担，尤其是那些需要长期服药的慢性病患者。高昂的药费不仅会让患者承受巨大的经济压力，还可能影响他们的治疗效果和生活质量。因此，如何降低新药的价格，提高其可及性,是临床应用中的一个重要问题。

为了降低新药的价格,制药企业可以采取多种策略,如提高生产效率、降低生产成本、与政府合作争取价格优惠等。同时,政府也可以通过制定相关政策来鼓励制药企业降低药价,如实施药品价格谈判、提供税收优惠等。此外,医疗保险制度也应不断完善,以减轻患者的经济负担。

9.1.3 患者接受度问题

新药在临床应用过程中,还需要考虑患者的接受度问题。由于新药在研发过程中往往采用了新的作用机制、新的药物结构或新的给药方式等,因此其疗效和安全性可能存在一定的不确定性。这会让一些患者对新药产生疑虑和担忧,影响他们的接受度和使用意愿。

为了提高患者的接受度,医生需要加强与患者的沟通和交流,向他们详细解释新药的作用机制、疗效和安全性等方面的信息。同时,医生还需要根据患者的具体情况和意愿,为他们制订个性化的治疗方案。此外,制药企业也可以通过开展公众教育活动、发布科普文章等方式,提高公众对新药的认识和了解程度,从而增强患者的信心和接受度。

9.1.4 药物安全性和副作用问题

新药在研发过程中虽然经过了严格的临床试验和安全性评估,但在实际应用中仍然可能出现一些安全性和副作用问题。这些问题可能是由于药物本身的特性、患者的个体差异或药物与其他药物的相互作用等因素引起的。这些问题不仅会影响患者的治疗效果和安全性，还可能引发医疗纠纷和法律责任。

为了保障药物的安全性和减少副作用的发生，制药企业需要加强药物研发过程中的质量控制和安全性评估工作。同时，医生在使用新药时也需要严格按照药品说明书和医嘱进行操作，确保药物的正确使用和剂量控制。此外，医疗机构和政府部门也应加强对新药安全性的监测和评估工作，及时发现和处理可能存在的安全隐患。

9.1.5　药物与其他药物的相互作用问题

在医疗实践中，患者往往需要同时服用多种药物以治疗不同的疾病或缓解不同的症状。然而，不同药物之间可能存在相互作用的风险，导致药物疗效降低或副作用增加。这种相互作用可能发生在新药与其他药物之间，也可能发生在新药与患者的其他治疗方案之间。

为了减少药物相互作用的风险，医生需要充分了解患者正在使用的其他药物和治疗方案，并根据患者的具体情况和需要制订个性化的用药方案。同时，制药企业也需要加强对新药与其他药物相互作用的研究和评估工作，为医生提供更加准确和全面的用药指导。

9.1.6　药物耐药性和治疗失败问题

随着抗生素和其他药物的广泛使用，一些细菌、病毒和其他病原体逐渐产生了耐药性。这使得原本有效的药物变得无效或疗效降低，导致治疗失败和疾病复发。新药在研发过程中虽然针对了一些耐药性问题进行了改进和优化，但在实际应用中仍然可能面临耐药性和治疗失败的风险。

为了应对耐药性和治疗失败的问题，医生需要根据患者的具体情况和需要制订个性化的治疗方案，并严格按照医嘱进行操作。同时，制药企业也需要加强对新药耐药性和治疗失败的研究和评估工作，为医生提供更加准确和全面的用药指导。此外，政府和社会各界也需要加强对耐药性的宣传和教育工作，提高公众对耐药性的认识和了解程度。

9.1.7 伦理和道德问题

在新药的临床应用过程中，还需要考虑伦理和道德问题。例如，新药在临床试验中可能涉及人体试验和动物实验等伦理问题；在药物推广和使用过程中可能涉及利益冲突和不当营销等道德问题。这些问题不仅会影响新药的临床应用效果和社会声誉，还可能引发社会争议和法律纠纷。

为了应对伦理和道德问题，制药企业需要严格遵守相关法律法规和伦理规范，确保新药的研发、试验和应用过程符合道德和法律标准。同时，医疗机构和医生也需要在使用新药时，严格遵循伦理原则，确保患者的权益得到保障。此外，政府部门和社会各界应加强对新药伦理和道德问题的监管和评估，及时发现和处理可能存在的伦理和道德风险。

9.2 临床应用中的成功案例

虽然新药在临床应用中面对诸多挑战,但也取得了显著的成果。以下将分享几个新药在医疗实践中的成功案例,展示它们如何为患者带来更好的治疗效果和生活质量。

> **案例一:曲妥珠单抗——乳腺癌患者的希望之光**
>
> 乳腺癌,这个看似冷酷无情的病魔,突然降临在一个年轻女性的身上,给她的生活蒙上了一层厚厚的阴影。然而,幸运的是,在这个时代,我们有了曲妥珠单抗——这个神奇的靶向治疗药物,它就像一把锋利的剑,直指 HER2 阳性乳腺癌的根源。
>
> 曲妥珠单抗,听起来可能有点复杂,但其实它的工作原理很直接。简单来说,它就像是一位精明的侦探,专门追踪并锁定那些帮助癌细胞生长和转移的 HER2 受体,然后抑制它们的活性,让癌细胞无处可逃。
>
> 在临床应用中,曲妥珠单抗的表现可谓出类拔萃。许多 HER2 阳性乳腺癌患者在接受治疗后,病情得到了有效控制,生存率和生活质量都有了显著提高。想象一下,那些曾经因为病痛而不得不放弃工作和生活的患者,在接受曲妥珠单抗治疗后,重新找回了健康和希望,再次投入工作和生活中,实现了带瘤生存的梦想。

案例二：CAR-T 疗法——白血病患者的生命之光

在医学的海洋里，CAR-T 疗法如同一颗璀璨的明星，照亮了白血病患者们前行的道路。这种神奇的基因治疗手段，就像给患者的 T 细胞注入了强大的"超能力"，使它们能够在战场上大显身手，抵御癌细胞的侵袭。

一个年轻的生命，原本应该充满活力，却因为白血病的折磨而黯淡无光。然而，在 CAR-T 疗法的帮助下，这位患者仿佛获得了重生的机会。医生们将他的 T 细胞提取出来，进行精心的基因改造，让这些细胞成为一支强大的"抗癌特战队"。这些被赋予了"超能力"的 T 细胞被重新注入患者的体内，它们如同勇士一般，开始四处征战，寻找并消灭那些顽固的癌细胞。

CAR-T 疗法不仅让患者们看到了生命的曙光，更让医学界为之振奋。这种革命性的治疗手段，让我们相信，在不久的将来，更多的癌症患者将有机会战胜病魔，重获新生。

案例三：T-DM1 的神奇之旅——战胜乳腺癌的利器

在医学的海洋里，有一种名为 T-DM1 的神奇药物，它如同一枚精确的导弹，专门锁定并打击那些带有 HER-2 阳性标签的癌细胞。这种抗体耦联药物，不仅威力强大，而且非常精准，能够大幅度降低治疗过程中的副作用，让患者少受痛苦。

在一次医学的冒险之旅中，T-DM1 展现出了它超凡的实力。一位年逾八旬的乳腺癌患者，在疾病的折磨下，生活质量大幅下降。但幸运的是，她遇到了 T-DM1。在经过几个疗程的治疗后，她的病情出现了明显的转机。那些曾经嚣张跋扈的癌细胞，在 T-DM1 的精准打击下，纷纷败下阵来。

这位高龄患者的康复，不仅让她自己重新找回了生活的希望，也给医学界带来了极大的鼓舞。T-DM1 的成功应用，不仅证明了它在乳腺癌治疗中的卓越效果，更展示了它在面对复发转移的癌症（如脑转移、肝转移、肺转移、骨转移等）时的强大实力。

那些曾经让患者痛苦不堪的癌细胞，在 T-DM1 的精准打击下，纷纷败退。这不仅仅是一次治疗的胜利，更是人类对疾病的一次重要突破。T-DM1，这个医学界的明星，正在用它独特的魅力，为更多的患者带来希望。

案例四：奥凯乐（瑞普替尼）——ROS1 阳性非小细胞肺癌患者的希望

ROS1 阳性非小细胞肺癌，这一罕见而凶猛的病魔，悄然侵袭着一些不幸的患者，给他们的生活带来了前所未有的挑战和困境。然而，在这个医学飞速发展的时代，我们有幸迎来了奥凯乐（瑞普替尼）——这款创新的靶向治疗药物，它犹如一束穿透云层的光芒，照亮了患者的希望之路。

奥凯乐的工作原理简洁而高效。它像一位精准的狙击手，专门搜寻并锁定那些驱动ROS1阳性非小细胞肺癌细胞生长和扩散的特定受体，随后精准打击，抑制这些受体的活性，从而有效遏制癌细胞的肆虐。

在临床应用中，奥凯乐的表现同样令人瞩目。众多ROS1阳性非小细胞肺癌患者在接受治疗后，病情得到了显著控制，生存率和生活质量均有了大幅提升。可以想象，那些曾经因疾病而陷入绝望，生活陷入停滞的患者，在奥凯乐的帮助下，重新找回了生活的色彩和希望，再次投身于家庭和社会的怀抱，实现了与病魔共存、生活质量不减的梦想。

案例五：罕见病治疗药物的璀璨星光

在医学的星空中，有一颗璀璨的新星正逐渐崭露头角，那就是罕见病治疗药物。这些药物的研发与临床应用，不仅为罕见病患者带来了福音，更在医学领域书写了新的篇章。

在众多罕见病治疗药物中，法库洛麦无疑是一颗耀眼的明星。它针对的是一种名为脊髓性肌肉萎缩症的罕见疾病，这种疾病让患者的生活质量严重下降，肌肉功能逐渐丧失。然而，法库洛麦的出现，为这些患者带来了前所未有的治疗选择。

在临床试验中，法库洛麦的表现令人振奋。它像一股暖流，悄然流入患者的身体，为他们带来了希望与力量。在药物的帮助下，患者的肌肉功能得到了显著地改善，生活质量也随之提升。他们开始能够重新行走、跑步，甚至参与一些日常活动，这样的变化让他们的生活焕发出新的光彩。

法库洛麦的成功应用，不仅仅是对脊髓性肌肉萎缩症患者的一种救赎，更是对整个罕见病治疗领域的一次鼓舞。它证明了现代医学的力量，让我们看到了罕见病治疗的无限可能。随着更多罕见病治疗药物的研发与应用，我们有理由相信，在不久的将来，这些患者将能够像普通人一样，享受健康、快乐的生活。

案例六：罗视佳（法瑞西单抗）——眼科疾病治疗的新篇章

视网膜分支静脉阻塞（BRVO）继发的黄斑水肿，如同悄然蔓延的阴霾，无声无息地侵袭着患者的视力，给他们的生活带来沉重负担。然而，在医学不断探索与创新的今天，罗视佳（法瑞西单抗）作为一款由罗氏制药精心研发的眼科注射双特异性抗体，犹如一抹亮色，为这类眼科疾病患者翻开了治疗的新篇章。

罗视佳的创新之处，在于其独特的双特异性设计，这一巧妙构思使得它能够同时锁定并作用于两个与黄斑水肿发病紧密相关的分子目标，从而更加精准、高效地阻断疾病进程，为患者带来实质性的症状缓解。这种前所未有的治疗机制，无疑为眼科疾病治疗领域开辟了一条全新的路径。

在临床实践中，罗视佳的表现同样令人瞩目。众多因视网膜分支静脉阻塞而继发黄斑水肿的患者，在接受治疗后，不仅黄斑水肿的症状得到了明显减轻，他们的视力水平和生活质量也有了显著提升。这意味着，那些曾经因视力受损而生活受限，甚至面临失明风险的患者，在罗视佳的帮助下，重新获得了清晰的视野，找回了生活的色彩和自信，再次投身于工作和生活的怀抱，实现了与眼科疾病抗争、重获新生的梦想。

9.3 临床实践中的优化与创新

在临床医学的广阔天地里，优化与创新是永恒的主题。随着科技的不断进步和医学知识的日益丰富，我们如何将这些最新的成果转化为患者能够切实感受到的治疗效益，成为每一个医疗工作者不断追求的目标。下文将带您走进临床实践的前沿，领略个体化治疗策略的魅力，感受医学创新给患者带来的希望与温暖。

9.3.1 个体化治疗策略的制订

（1）从"一刀切"到"量身定制"

在过去，医学治疗往往采用"一刀切"的方式，即所有患者使用相同的治疗方案。然而，随着对疾病认识的深入和医疗技术的发展，我们意识到每个患者都是独一无二的，他们的病情、体质、心理状况等都存在差异。因此，个体化治疗策略应运而生，它强调根据患者的个体差异和病情特点制订个性化的治疗方案，以最大限度地提高治疗效果。

（2）个体化治疗策略的制订过程

①全面评估患者状况。在制订个体化治疗策略之前，医生需要对患者进行全面的评估。这包括了解患者的病史、家族史、症状表现、体格检查结果以及实验室和影像学检查结果等。通过综合分析这些信息，医生可以初步判断患者的病情和病因。

②基因检测与精准诊断。随着基因测序技术的快速发展，基因检测已经成为个体化治疗的重要手段之一。通过对患者的基因进行检测和分析，医生可以了解患者的基因型及其对药物的代谢和反应情况，从而为患者制订更加精准的治疗方案。此外，精准诊断技术如分子诊断、免疫组化等也为个体化治疗提供了有力支持。

③制订个性化治疗方案。在全面评估患者状况和精准诊断的基础上，医生可以根据患者的个体差异和病情特点制订个性化的治疗方案。这包括选择合适的药物、确定用药剂量和给药方式、制订治疗计划和随访方案等。通过个性化治疗方案的实施，可以最大限度地发挥药物的疗效，减少不良反应的发生，提高患者的生活质量。

④个体化治疗策略的优势与挑战。

优势	挑战
⊙提高治疗效果：个体化治疗策略可以针对患者的个体差异和病情特点制订个性化的治疗方案，从而更加精准地打击病灶，提高治疗效果。 ⊙减少不良反应：通过基因检测等手段了解患者对药物的代谢和反应情况，可以避免使用不适合患者的药物或调整用药剂量和给药方式，从而减少不良反应的发生。 ⊙提高患者生活质量：个体化治疗策略可以更好地满足患者的治疗需求和心理期望，提高患者的治疗满意度和生活质量。	⊙技术门槛高：个体化治疗策略需要借助先进的医疗技术和设备来实现，如基因测序、分子诊断等。这些技术的门槛较高，需要投入大量的人力和物力资源。 ⊙成本高昂：个体化治疗策略需要使用更加精准和昂贵的药物和治疗方法，这会增加患者的经济负担。 ⊙医生压力大：个体化治疗策略需要医生具备更加全面和深入的知识和技能，这会给医生带来更大的工作压力和挑战。

（3）个体化治疗策略总结

个体化治疗策略是临床医学发展的重要方向之一。它强调根据患者的个体差异和病情特点制订个性化的治疗方案，以最大限度地提高治疗效果和患者的生活质量。虽然个体化治疗策略的实施面临诸多挑战和困难，但随着科技的不断进步和医疗技术的不断发展，我们有理由相信个体化治疗将在未来发挥更加重要的作用，为更多的患者带来福音。

9.3.2 跨学科合作的加强

新药的应用不仅仅局限于药物学或某一特定医学领域，而是需要多学科共同参与的复杂过程。随着新药研发的不断深入和临床应用的日益广泛，跨学科合作的重要性愈发凸显。

（1）跨学科合作在新药应用中的必要性

新药的应用涉及药物学、临床医学、药理学、生物技术、统计学等多个学科领域。每个学科都有其独特的专业知识和技术手段，对于新药的理解和应用都有着不可或缺的作用。药物学家负责新药的研发与制备，临床医生则负责将新药应用于实际治疗中，并观察其疗效和安全性。药理学家研究药物在体内的代谢过程和作用机制，为临床用药提供科学依据。生物技术则为新药研发提供了强大的技术支持。统计学则在新药的临床试验中发挥着至关重要的作用，通过数据分析来评估药物的疗效和安全性。

在新药的应用过程中，不同学科之间的合作与交流是不可或缺的。只有通过跨学科的合作，才能将各个学科的优势整合起来，形成合力，共同推动新药的应用和发展。例如，在临床试验阶段，药物学家、临床医生、统计学家等多个学科的专家需要共同制订试验方案，评估试验结果，确保新药的安全性和有效性。在药物上市后，临床医生还需要与药物学家、药理学家等保持密切的沟通与合作，及时收集反馈信息，优化治疗方案，确保患者能够从中获得最大的益处。

（2）跨学科合作的现状与挑战

虽然跨学科合作在新药应用中具有重要的作用，但在实际操作中却面临着诸多挑战。首先，不同学科之间的专业壁垒较高，导致沟通和交流存在困难。其次，由于学科之间的差异性和复杂性，使得跨学科合作需要付出更多的时间和精力。此外，缺乏有效的合作机制和激励机制也是制约跨学科合作的重要因素之一。

在当前的医疗体系中，虽然有些医院和机构已经开始尝试跨学科合作，但总体来说仍处于起步阶段。许多医院和机构仍然按照传统的医学分科模式进行运作，导致不同学科之间的合作和交流受到限制。此外，由于新药研发的投入巨大、风险较高，许多制药公司和医疗机构对于跨学科合作缺乏足够的认识和重视，也限制了跨学科合作的深入开展。

（3）加强跨学科合作的策略与措施

为了加强不同学科之间的合作与交流以优化治疗效果，我们需要采取一系列策略和措施。

建立跨学科合作平台：通过建立跨学科合作平台，促进不同学科之间的交流和合作。这些平台可以包括学术会议、研讨会、合作项目等多种形式。通过这些平台，不同学科的专家可以相互学习、相互借鉴，共同推动新药的应用和发展。

加强人才培养和引进：跨学科合作需要具备跨学科知识的人才来推动。因此，我们需要加强人才培养和引进工作。可以通过设立跨学科研究项目、提供跨学科研究资金等方式吸引优秀的人才参与跨学科合作。同时，也可以通过举办跨学科培训班、邀请国外专家授课等方式提高现有人才的跨学科能力。

完善合作机制和激励机制：为了促进跨学科合作的深入开展，我们需要建立完善的合作机制和激励机制。可以通过设立跨学科合作项目基金、设立跨学科合作奖励等措施，来鼓励不同学科之间的合作与交流。同时，也需要建立有效的沟通机制和协调机制，来确保合作项目的顺利进行。

推动信息化和数字化建设：信息化和数字化建设可以为跨学科合作提供强有力的支持。通过建立数字化医疗系统、实现信息共享等方式，促进不同学科之间的信息交流和合作。此外，也可以利用大数据、人工智能等先进技术来优化治疗方案、提高治疗效果。

倡导开放包容的学术氛围：跨学科合作需要不同学科之间的互相尊重和理解。因此我们需要倡导开放包容的学术氛围，鼓励不同学科之间的交流和合作。可以通过举办跨学科讲座、组织跨学科研究小组等方式来促进不同学科之间的交流和合作。同时也需要加强学科之间的交流和互动来增进彼此之间的了解和信任。

（4）跨学科合作总结

跨学科合作是新药应用中不可或缺的重要环节。通过加强不同学科之间的合作与交流可以优化治疗效果，为患者带来更好的健康福祉。虽然目前跨学科合作还面临着诸多挑战和困难，但只要我们采取有效的策略和措施就能够克服这些困难，推动跨学科合作的深入开展。

9.3.3 新技术的融合与应用

随着科技的飞速发展,新技术正在以前所未有的速度融入我们的日常生活,并深刻改变着医疗行业的面貌。在药物研发与临床治疗的领域,新技术的融合与应用正逐渐展现出其巨大的潜力和价值。从远程医疗的普及,到人工智能在医疗领域的深度应用,这些新技术与新药相结合,不仅提高了治疗效果,也极大地改善了患者的就医体验。

(1)远程医疗:打破地域限制,实现全球医疗资源共享

在过去,患者往往需要亲自前往医院,与医生面对面交流,才能得到有效的诊断和治疗。然而,随着远程医疗技术的不断发展,这一传统模式正在被逐渐打破。远程医疗通过互联网技术,将医疗资源和患者紧密地连接在一起,实现了医疗服务的全球化和普及化。

对于新药的临床应用而言,远程医疗的兴起为其提供了更为广阔的舞台。医生可以通过远程医疗平台,实时了解患者的病情变化,根据患者的具体情况调整治疗方案。同时,患者也可以通过远程医疗平台,与医生进行更加频繁的沟通和交流,获得更加及时和有效的治疗建议。这种全新的医疗模式不仅提高了治疗效率,也大幅减少了患者的就医成本和时间成本。

在远程医疗的实践中,一些新技术如虚拟现实(VR)和增强现实(AR)也开始被广泛应用。这些技术可以模拟出真实的医疗场景,让患者在家中就能体验到医院的治疗环境和服务。比如,VR技术可

以模拟出手术室或病房的场景,让患者提前了解手术流程和注意事项;AR 技术则可以将药物的结构和作用机制以三维图像的形式展示给患者,帮助他们更好地理解药物的疗效和副作用。

(2)人工智能:赋能医疗决策,提升治疗精度

人工智能(AI)作为当今科技领域的明星技术,已经在医疗领域展现出了巨大的潜力。从医疗影像分析到疾病预测和诊断,再到药物研发和治疗方案制订,AI 都在发挥着越来越重要的作用。

在药物研发领域,AI 可以通过大数据分析和机器学习技术,对海量的药物分子进行筛选和优化,发现具有潜在疗效的新药。同时,AI 还可以模拟药物在人体内的代谢和作用过程,预测药物的疗效和副作用,为新药的临床试验提供重要的参考依据。

在临床治疗领域,AI 的应用更是广泛而深入。通过深度学习和自然语言处理技术,AI 可以分析患者的病历资料和医学文献,为医生提供更加精准和个性化的治疗建议。比如,在肿瘤治疗中,AI 可以根据患者的基因型、肿瘤类型和分期等信息,为其制订个性化的治疗方案,提高治疗效果和患者的生存率。

此外,AI 还可以用于医疗影像的分析和诊断。通过深度学习算法,AI 可以自动识别出影像中的异常区域和病变特征,为医生提供更加准确和快速的诊断结果。这种技术的应用不仅提高了诊断的准确性和效率,也大大减轻了医生的工作负担。

然而,新技术的融合与应用也面临着一些挑战和问题。比如,如何确保远程医疗和人工智能技术的安全性和可靠性?如何保护患者的隐私和数据安全?如何避免技术滥用和误用带来的风险?这些问

题需要我们共同思考和解决。

新技术的融合与应用为医疗领域带来了巨大的变革和机遇。通过远程医疗和人工智能等技术的应用，我们可以打破地域限制，实现全球医疗资源共享，提高治疗效果和患者体验。同时，我们也需要关注新技术应用带来的挑战和问题，加强监管和规范，确保技术的安全和可靠。相信在不久的将来，新技术将为医疗领域带来更多的创新和突破！

小结　新药的实践应用，从挑战到成功

新药在医疗实践中的应用是一个复杂且充满挑战的过程，它关乎人类的健康与福祉，是医学科学不断进步的重要体现。每一种新药的问世，都代表着科学家和医生们对抗疾病的又一次努力与尝试。然而，新药的临床应用并非一帆风顺，它伴随着诸多挑战，同时也孕育着成功的希望。

在临床应用中，新药面临的首要挑战是安全性和有效性的验证。新药在研发阶段虽然已经过严格的实验室测试，但在真实的人体环境中，其效果和安全性可能会受到诸多因素的影响，如患者的年龄、性别、遗传背景、疾病状态以及合并用药等。

除了安全性和有效性的验证，新药还面临着市场接受度和经济性的挑战。即使新药在临床试验中表现出色，它也需要得到医生、患者和医疗机构的广泛认可才能成功应用于医疗实践。同时，新药的价格往往较高，这可能会限制其在一些经济欠发达地区或经济条

件较差的患者中的使用。因此，新药在推广和应用过程中需要综合考虑市场因素，制订合理的定价策略，并积极开展市场推广和教育活动。

尽管新药在临床应用中面临着诸多挑战，但成功的案例仍然不胜枚举。以抗癌新药为例，近年来，随着精准医疗和免疫疗法的快速发展，一系列针对特定癌症类型的新药应运而生。这些药物通过抑制癌细胞的生长、扩散或激活患者自身的免疫系统来攻击癌细胞，为许多晚期癌症患者带来了新的治疗选择和生存希望。在临床实践中，这些新药不仅显著提高了患者的生存率和生活质量，还推动了癌症治疗理念的革新。

此外，在心血管疾病、神经系统疾病以及罕见病等领域，新药的应用也取得了显著成效。例如，一些针对心血管疾病的新药通过调节血压、血脂或改善心脏功能，有效降低了患者的心血管事件风险；而针对神经系统疾病的新药则通过调节神经递质或改善脑功能，帮助患者缓解了症状并提高了生活质量；在罕见病领域，新药的研发和应用更是为患者带来了前所未有的治疗机会和希望。

新药在医疗实践中的应用是一个充满挑战与机遇的过程。虽然新药面临着安全性和有效性的验证，以及市场接受度和经济性的挑战，但成功的案例证明，新药的问世和应用能够为患者带来显著的治疗效益和生活质量的改善。未来，随着医学科学的不断进步和技术的创新发展，我们有理由相信，新药将在医疗实践中发挥更加重要和广泛的作用。

第 10 章
中国医院在新药研发中的贡献与未来

当提及新药研发,很多人的脑海中可能想到的只是高端的实验室、身穿白大褂的科学家,以及一系列复杂的化学方程式。然而,在中国,医院在新药研发领域所扮演的角色,远比我们想象的更加重要且丰富多彩。它们不仅是医疗服务的提供者,更是新药研发的重要参与者和推动者。

10.1 中国医院在新药研发中的角色

(1)临床试验的"大本营"

在中国,越来越多的医院被认定为新药临床试验的基地。这些医院不仅拥有先进的医疗设备和专业的医疗团队,更有着丰富的临床经验和病例资源。新药在研发过程中,需要经过多次临床试验,以验证其安全性和有效性。而医院的临床试验基地,正是这些新药从实验室走向市场的关键一环。

(2)医患合作的"桥梁"

在新药研发过程中,医院还扮演着医患合作的"桥梁"角色。一方面,医生们需要向患者详细介绍新药的相关信息,包括其可能带来的风险和益处。他们需要用通俗易懂的语言,让患者了解新药的作用机制和临床试验的目的,从而消除患者的疑虑和恐惧。另一方面,患者也需要及时向医生反馈自己的感受和疗效,为医生提供宝贵的一手资料。这种医患之间的紧密合作,不仅有助于新药研发的顺利进行,还有助于提高医疗服务的质量和效率。

(3)科研创新的"发动机"

除了作为临床试验的基地和医患合作的桥梁外,中国医院还在新药研发中发挥着科研创新的"发动机"作用。许多医院都设有自己的科研机构和实验室,致力于开展各类医学研究和创新活动。这些医院不仅关注临床应用的实践问题,还积极探索新的治疗方法和技术手段。通过与其他科研机构和企业的合作与交流,他们不断推动新药研发领域的技术进步和创新发展。

(4)人才培养的"摇篮"

在新药研发领域,人才是最宝贵的财富。中国医院通过培养和引进各类医学人才,为新药研发领域注入了源源不断的活力。许多医院的医生都具备丰富的临床经验和深厚的医学知识,他们在新药研发中发挥着至关重要的作用。同时,这些医院还积极引进和培养青年人才,为他们提供广阔的发展空间和良好的工作环境。这些青年人才在新药研发中发挥着越来越重要的作用,成为中国新药研发领域的重要力量。

(5)国际合作的"窗口"

随着全球化进程的加速推进,新药研发领域的国际合作也日益紧密。中国医院在新药研发中的国际合作也日益增多。他们与国外的科研机构和制药企业开展广泛的合作与交流，共同推动新药研发领域的技术进步和创新发展。这种国际合作不仅有助于引进国外先进的技术和经验，还有助于推动中国新药研发领域的国际化进程。

（6）社会责任的"担当者"

中国医院在新药研发中还扮演着社会责任的"担当者"角色。他们深知新药研发对于人类健康和社会发展的重要意义，因此始终坚守医德医风，以患者为中心，为新药研发贡献自己的力量。他们通过开展各类公益活动和社会服务，积极履行社会责任和义务，为构建和谐社会贡献自己的力量。

下面我们将对其特别重要的两个角色：临床试验的"大本营"和科研创新的"推动者"展开更为具体的介绍，了解一下中国医院的这两个角色在新药研发的征途上发挥着怎样不可替代的作用。

10.1.1 临床试验的"大本营"

在临床试验这个环节中，中国医院凭借其独特的地位和优势，发挥着举足轻重的作用。它们不仅是新药临床试验的"大本营"，更是为新药研发提供有力支持的坚实后盾。

（1）临床试验的"大本营"

在中国的医药界，医院不仅是治病救人的圣地，更是新药研发的重要基地。当一款新药在实验室中完成了初步的研究和验证后，就需要进入临床试验阶段，以验证其在真实患者身上的安全性和有效性。这时，医院便成为这些新药走向市场的"第一站"。

中国医院在新药临床试验中的重要地位，首先体现在其丰富的病例资源和临床经验上。作为医疗服务的主要提供者，医院每天都会接诊大量的患者，涉及各种疾病和病情。这些丰富的病例资源为新药的临床试验提供了宝贵的素材。同时，中国的医生们经过多年的临床实践，积累了丰富的经验和专业知识，能够准确判断患者的病情和治疗效果，为新药的临床试验提供有力的支持和保障。

（2）严格筛选与精准评估

在新药临床试验中，患者的筛选和评估是至关重要的一环。中国医院通过严格的筛选机制，确保参与试验的患者符合试验要求，具有代表性。医生们会根据患者的年龄、性别、病情、身体状况等因素进行综合考虑，选择最适合参与试验的患者。同时，他们还会对患者进行详细的评估，包括病情严重程度、治疗效果预期等，以确保试验结果的准确性和可靠性。

（3）全程监控与细致记录

在新药临床试验过程中，医院需要对患者进行全程监控和细致记录。医生们会密切关注患者的病情变化、药物反应等情况，并随时调整治疗方案。同时，他们还会详细记录患者的各项数据，包括生命体征、化验结果、治疗效果等，以便对试验结果进行准确地分析和评估。这种全程监控和细致记录的方式，不仅有助于确保患者的安全，还有助于提高试验结果的准确性和可靠性。

（4）患者沟通与心理疏导

在新药临床试验中，患者的沟通和心理疏导也是至关重要的。中国医院的医生们深知这一点，他们会用通俗易懂的语言向患者详细介绍新药的相关信息，包括其可能带来的风险和益处。同时，他们还会耐心倾听患者的疑虑和担忧，并给予积极的回应和解答。通过这种沟通和心理疏导的方式，医生们能够消除患者的疑虑和恐惧，增强他们的信心和勇气，从而确保试验的顺利进行。

（5）为新药研发提供有力支持

中国医院在新药临床试验中的重要作用不仅体现在上述几个方面上，更重要的是，它们还为新药研发提供了有力的支持。通过参与新药的临床试验，医院能够积累大量的临床数据和经验，为新药的研发提供有力的数据支持。同时，医院还能够及时反馈试验中出现的问题和困难，为科研人员提供有价值的参考和建议。这种紧密的合作关系不仅有助于推动新药研发的进程，还有助于提高新药的质量和效果。

（6）中国医院在新药研发中的独特优势

与其他国家相比，中国医院在新药研发中具有独特的优势。首先，中国拥有庞大的人口基数和丰富的病例资源，这为新药的临床试验提供了充足的样本和数据支持。其次，中国的医生们经过多年的临床实践和经验积累，具备了较高的专业水平和临床技能，能够准确判断患者的病情和治疗效果。此外，中国政府也高度重视医药产业的发展和创新，为新药的研发提供了政策支持和资金保障。这些优势使得中国医院在新药研发中具有更强的竞争力和影响力。

10.1.2 科研创新的"推动者"

医院不仅是治病救人的神圣殿堂，更是科研创新的热土。在新药研发的征途上，中国医院以其深厚的医学底蕴、独特的临床资源和不懈的科研精神，成为推动科研创新的重要力量。接下来，我们深入探讨中国医院在科研创新方面的贡献,以及它们在新药研发中的推动作用。

(1)临床与科研的完美结合

中国医院在科研创新方面的贡献,首先体现在临床与科研的完美结合。在繁忙的医疗工作中,医生们不仅治病救人,还积极投身科研创新。他们通过临床实践,不断发现新的医疗问题,探索新的治疗方法,为新药研发提供了源源不断的动力。

这种临床与科研的完美结合,不仅提高了医疗服务的质量和效率,也为新药研发提供了宝贵的一手资料。通过临床实践,医生们能够更准确地把握患者的需求和痛点,为新药研发提供更具针对性的研究方向。

(2)科研团队的强大支持

中国医院在科研创新方面的贡献,还体现在其强大的科研团队支持上。许多医院都设有自己的科研机构和实验室,拥有一批高水平的科研人员。这些科研人员具备深厚的医学知识、丰富的科研经验和敏锐的洞察力,能够在新药研发中发挥重要作用。

例如,在一家知名的心血管病医院中,有一个由多位心血管专家组成的科研团队。他们针对心血管疾病的发病机制和治疗方法进行了深入研究,并取得了一系列重要成果。他们成功研发出了一种新型的心血管药物,能够显著降低心血管疾病的发病率和死亡率。

这个科研团队的成功,离不开医院的全力支持和保障。医院为他们提供了良好的工作环境和先进的科研设备,还为他们提供了充足的经费和资源保障。这种强大的科研团队支持,使得中国医院在新药研发中能够发挥更加重要的作用，贡献更加辉煌的成果。

（3）产学研一体化的推动

中国医院在科研创新方面的贡献，还体现在其推动产学研一体化发展上。在新药研发领域，产学研一体化已经成为一种趋势。通过将医院、科研机构和制药企业紧密地联系在一起，可以实现资源共享、优势互补和协同创新。

在中国，越来越多的医院开始与科研机构和制药企业开展合作。他们共同开展新药研发项目，共享研究成果和知识产权，推动新药研发领域的技术进步和创新发展。这种产学研一体化的模式，不仅提高了新药研发的效率和质量，还为医院带来了更多的商业机会和利润空间。

（4）培养创新人才的摇篮

中国医院在科研创新方面的贡献还体现在其培养创新人才方面。医院作为医学人才的重要培养基地之一，在培养创新人才方面发挥着重要作用。通过开展各类科研项目和实践活动，医院能够吸引和培养一大批具有创新精神和实践能力的医学人才。

这些创新人才在新药研发中发挥着重要作用。他们具备深厚的医学知识、丰富的科研经验和敏锐的洞察力，能够在新药研发中提出具有创新性和前瞻性的研究思路和方法。同时他们还能够将最新的科研成果和技术应用到临床实践中去，推动医疗服务质量和效率的提高。

为了培养更多具有创新精神和实践能力的医学人才，中国医院采取了一系列措施。例如，鼓励医生参与科研项目和实践活动，提供必要的经费和资源支持；加强与国际先进科研机构和制药企业的合作与交流，引进先进的科研理念和技术；建立完善的激励机制和评价体系，激发医务人员的创新热情和积极性等。

10.2 中国医院在新药研发中的未来展望

展望未来，中国医院在新药研发领域将扮演更加耀眼的角色。随着科研技术的不断进步和医疗体制的持续改革，我们有理由相信，中国医院将在新药研发的道路上会越走越远，越走越宽广。

未来的中国医院将拥有更加先进的科研设备和实验室，吸引更多顶尖的医学人才和科研团队。在这里，临床实践与科研创新将深度融合，医生们既是治病救人的天使，也是科研创新的先锋。他们将不断发现新的医疗问题，提出新的研究思路，为新药研发提供源源不断的动力。

同时，随着产学研一体化的深入推进，中国医院将与科研机构、制药企业等各方力量紧密合作，共同推动新药研发领域的技术进步和创新发展。这种合作模式将大大提高新药研发的效率和质量，为人类社会带来更多具有突破性的医学成果。

10.2.1 加强国际合作与交流

在全球化的今天，科学无国界，新药研发更是如此。中国医院在新药研发领域已经取得了显著的进步，但要实现更高水平的突破，必须与国际同行加强合作与交流，共同推动新药研发领域的进步与发展。接下来,我们将详细探讨中国医院如何在这一方向上迈出坚实的步伐。

(1)打破壁垒,建立国际交流平台

过去,由于种种原因,中国医院在国际新药研发领域的参与度相对较低。然而,随着改革开放的深入和全球化的推进,中国医院开始积极打破这一壁垒,主动与国际同行建立联系,搭建起合作与交流的平台。

这些平台包括但不限于国际学术会议、科研合作项目、人才交流计划等。通过这些平台,中国医院的医生和科研人员能够与国际同行面对面交流,分享最新的研究成果和临床经验,了解国际新药研发的最新动态和趋势。这种直接的交流不仅能够增进彼此的了解和信任,还能够激发创新思维和合作灵感。

(2)引进先进技术,提升研发水平

在新药研发领域,技术是关键。中国医院通过引进国际先进技术,不断提升自身的研发水平。这些技术包括但不限于高通量筛选技术、基因编辑技术、人工智能辅助药物设计等。

例如,高通量筛选技术能够快速筛选出具有潜在疗效的化合物,大幅缩短新药研发周期;基因编辑技术则能够精确修改人类基因,为新药研发提供新的思路和方法;人工智能辅助药物设计则能够通过模拟人类智慧,快速生成具有潜在疗效的新药分子。

中国医院在引进这些先进技术的同时,还注重将其与自身的实际情况相结合,形成具有中国特色的新药研发模式。这种模式的优势在于充分利用国际先进技术,同时结合中国患者的实际情况和需求,研发出更加适合中国患者的新药。

（3）开展国际合作项目，共同攻克难题

新药研发是一项复杂而艰巨的任务，需要多方面的合作与努力。中国医院通过与国际同行开展合作项目，共同攻克新药研发中的难题。

这些合作项目可能涉及多个方面，如新药的临床试验、药物作用机制的研究、药物安全性评价等。在合作过程中，中国医院与国际同行共同制订研究方案、分享数据资源、交流研究成果。这种合作不仅能够加速新药研发的进程，还能够提高研究成果的质量和水平。

通过国际合作项目，中国医院还能够学习到国际同行的先进经验和管理模式，提升自身的科研水平和创新能力。同时，这种合作还能够促进国际间的交流与合作，推动全球新药研发领域的共同进步与发展。

（4）培养国际化人才，增强团队实力

人才是新药研发的核心。中国医院通过培养国际化人才，增强团队的实力和竞争力。

首先，中国医院注重引进海外高层次人才。这些人才不仅具备丰富的科研经验和创新能力，还能够带来国际视野和先进理念。他们的加入能够为团队带来新的思路和方法，推动新药研发领域的发展。

其次，中国医院还注重培养本土人才的国际化素养。通过派遣本土人才到国外学习、交流、合作等方式，提高他们的国际视野和语言能力，使他们能够更好地与国际同行交流和合作。同时，中国医院还鼓励本土人才参与国际学术会议和合作项目,提高他们的知名度和影响力。

最后,中国医院还注重建立多元化的人才队伍。通过引进不同学科、不同背景的人才,形成跨学科、跨领域的研发团队。这种团队不仅能够集合不同领域的智慧和力量,还能够激发创新思维和合作灵感,推动新药研发领域的创新发展。

(5)发挥中医药优势,推动国际交流

中医药是中国独有的宝贵财富,在新药研发领域具有独特的优势。中国医院通过发挥中医药优势,推动与国际同行的交流与合作。

首先,中国医院可以与国际同行开展中医药的联合研究。通过共同研究中医药的药理作用、作用机制、临床应用等,推动中医药在国际上的认可和应用。这种合作不仅能够提高中医药的国际地位,还能够为新药研发提供新的思路和方法。

其次,中国医院可以与国际同行开展中医药的国际化教育。通过派遣中医药专家到国外讲学、举办中医药国际研讨会等方式,向国际同行介绍中医药的理论和实践经验。这种教育不仅能够提高国际同行对中医药的认识和了解,还能够促进中医药在国际上的传播和应用。

最后,中国医院还可以与国际同行开展中医药的国际贸易。通过出口中医药产品、开展中医药服务贸易等方式,推动中医药在国际市场上的发展和应用。这种贸易不仅能够为中医药产业带来新的增长点,还能够促进中医药与国际同行的交流与合作。

加强国际合作与交流是中国医院在新药研发领域的重要方向。通过打破壁垒、引进先进技术、开展合作项目、培养国际化人才、发挥中医药优势等方式，中国医院能够与国际同行建立更加紧密的联系和合作关系，共同推动新药研发领域的进步与发展。

10.2.2 聚焦临床需求与问题

在新药研发的征途上，中国医院正逐步展现出其不可或缺的力量。而在这股力量中，聚焦临床需求和问题，无疑是推动新药研发不断前进的动力源泉。中国医院在新药研发中，应更加紧密地贴合实际，关注患者和医疗实践中的真实需求，以科学、务实、创新的态度，为人类的健康事业贡献更多力量。

（1）临床需求的呼唤：新药研发的"指南针"

在临床实践中，我们常常会遇到各种复杂的疾病和病症，这些疾病往往伴随着严重的生理和心理负担，给患者和家庭带来无尽的痛苦。然而，现有的治疗手段往往无法满足所有患者的需求，这就需要我们不断地进行新药研发，以提供更加有效、安全、便捷的治疗方案。

中国医院作为医疗服务的直接提供者，与患者接触最为密切，因此也最能感受到患者的需求和期待。在新药研发中，中国医院应充分发挥其临床优势，深入了解患者的实际需求，将这些需求转化为新药研发的"指南针"，引导科研人员沿着正确的方向前进。

（2）问题导向的研发：新药研发的"助推器"

在临床实践中，我们不仅要关注患者的需求，还要关注医疗实践中存在的问题。这些问题可能涉及疾病的诊断、治疗、预防等各个方面，它们都是新药研发的重要突破口。

中国医院在新药研发中，应坚持问题导向的研发策略。通过深入分析和研究临床实践中的问题，发现其中的规律和趋势，为新药研发提供有力的支撑。同时，医院还应积极与科研人员、制药企业等各方合作，共同推动新药研发的进程。

（3）患者为本的理念：新药研发的"初心"

在新药研发中，始终不能忘记研发的初心是为了患者。因此，中国医院在新药研发中，应始终坚持以患者为本的理念，将患者的需求和利益放在首位。

这就要求科学家们在新药研发的过程中，都要充分考虑患者的实际情况和需求。在药物设计、合成、筛选等阶段，要充分考虑患者的生理、心理和社会因素；在临床试验阶段，要严格遵循伦理规范和法律法规，确保患者的权益和安全；在药物上市后，还要持续关注患者的反馈和疗效，不断优化治疗方案。

（4）创新引领的发展：新药研发的"动力源"

在新药研发中，创新是推动发展的重要动力。中国医院在新药研发中，应充分发挥其创新精神和创新能力，为新药研发注入源源不断的动力。

首先，医院应加强对新药研发的支持和投入，为科研人员提供良好的工作环境和条件；其次，医院应加强与国内外科研机构和制药企业的合作与交流，引进先进的技术和经验；最后，医院还应积极探索新的研究模式和方法，如人工智能、大数据等技术的应用，以提高新药研发的效率和质量。

（5）案例分享：聚焦临床需求与问题的新药研发实践

◎ 国家癌症中心/中国医学科学院肿瘤医院是全国率先开创新药临床试验门诊的医院。目前，该医院进行的500多项临床试验全面向患者开放，这些试验主要涉及抗肿瘤领域。自1960年以来，该医院已经进行了4700多项临床研究，并且已有184种抗肿瘤新药通过其临床试验。

◎ 上海高博肿瘤医院作为上海自贸试验区首家研究型医院，立足于疑难重症肿瘤诊断与治疗、临床研究及生物医药及器械的产业转化，致力于提升临床研究效率与质量成果。

◎ 南方医科大学南方医院参与了"科创中国"生物医药案例库项目，该项目集结了国内一流医疗机构的一线临床研究专家，以推动新药研发和应用。

◎ 北京中医药大学东方医院基于"三结合"理念（即基础研究、临床应用和产业转化），成功将中药制剂转化为创新药物，并分享了其经验。

◎ 成都中医药大学附属医院利用数字技术驱动药物临床试验系统，保障新药临床数据的完整性和真实性，为新药研发提供支持。

◎ 浙江大学医学院附属第二医院针对哮喘患者未被满足的临床需求，开展了靶向治疗的研究，开启了哮喘管控的新时代。

这些案例表明，中国的医院不仅在数量上大幅增加了临床试验的数量，而且在质量上也不断提升，特别是在肿瘤、心血管疾病、呼吸系统疾病等重大疾病的治疗上，通过深入的临床研究和创新药物的研发，显著提升了患者的治疗效果和生活质量。

（6）展望未来：中国医院在新药研发中的更大作为

随着科技的不断进步和医疗需求的日益增长，新药研发的重要性日益凸显。中国医院作为新药研发的重要参与者和推动者，在未来的发展中将发挥更加重要的作用。

首先，中国医院应进一步加强与国内外科研机构和制药企业的合作与交流，引进更多的先进技术和经验；其次，医院应加强对新药研发的投入和支持，为科研人员提供更加优质的工作环境和条件；最后，医院还应积极探索新的研发模式和方法，以提高新药研发的效率和质量。

同时，我们也期待着中国医院在新药研发中能够更加注重临床需求和问题，将以患者为本的理念贯穿始终。只有这样，才能不断推动新药研发领域的发展和创新，为人类的健康事业贡献更多力量。

聚焦临床需求与问题是中国医院在新药研发中的重要角色，在未来的发展中，中国医院应继续发挥其独特的优势和作用，为推动新药研发领域的发展和创新做出更大的贡献。

10.2.3　推动科技创新与转化

当我们谈论中国医院在新药研发中的贡献时，不得不提及它们是如何积极推动科技创新与转化的。这不仅是对医学技术的追求，更是对患者健康、对社会福祉的深刻承诺。今天，我们就来详细探讨一下中国医院是如何在这一领域大显身手的。

（1）点燃创新的火花：从临床到实验室的跨越

在中国，医院不仅仅是治病救人的地方，更是科技创新的摇篮。每天，无数的医生、护士和科研人员在临床实践中发现问题，他们敏锐地捕捉到那些可能改变治疗现状的"火花"。这些火花，或许是患者的一句抱怨，或许是一次治疗效果的不如意，但在中国医院的眼中，它们都是科技创新的灵感源泉。

为了将这些灵感转化为实际的科研成果，中国医院与各大高校、科研机构建立了紧密的合作关系。它们共同搭建起了一个从临床到实验室、再从实验室到临床的闭环创新体系。在这个体系中，医生们将临床问题反馈给科研人员，科研人员则利用先进的科技手段进行深入研究，并将研究成果带回临床进行验证。这种紧密的合作关系，不仅加快了新药研发的速度，也提高了新药研发的成功率。

（2）让科技落地：成果转化的艺术

科技创新固然重要，但更重要的是如何让这些创新成果真正落地，服务于患者和社会。在中国医院，这一过程被称为"科技成果转化"。它涉及多个环节，包括技术评估、资金筹措、市场推广等。

首先，中国医院会对新药的研发成果进行严格的评估。这个评估过程不仅包括对新药疗效和安全性的验证，还包括对新药的市场前景、技术成熟度等多方面的考量。只有经过严格评估且被认为具有潜力的新药，才会被进一步推向市场。

接下来，资金筹措是科技成果转化过程中不可或缺的一环。中国医院通过设立科技成果转化基金、吸引风险投资等方式，为新药的研发和推广提供资金支持。这些资金不仅用于新药的研发和生产，还用于市场推广和患者教育等方面，确保新药能够顺利进入市场并得到广泛应用。

市场推广则是科技成果转化过程中的关键环节。中国医院通过举办学术会议、开展临床试验、与制药企业合作等方式，积极推广新药。同时，它们还注重与患者的沟通和教育，让患者了解新药的优势和用法，从而更愿意接受新药的治疗。

（3）展望未来：科技创新与转化的无限可能

展望未来，中国医院在推动科技创新与转化方面将拥有无限可能。随着国家对医疗卫生事业的投入不断增加，以及政策环境的不断优化完善，医院在科技创新和成果转化方面的能力将得到进一步提升。未来，我们有望看到更多具有创新性和实用性的新药问世并服务于患者和社会。

同时，随着医疗技术的不断进步和跨学科融合的加深，医院在科技创新和成果转化方面也将面临更多的挑战和机遇。如何更好地整合资源、加强合作、提高创新能力，成为医院需要思考和解决的问题。

10.2.4 加强人才培养与团队建设

在浩瀚的医学海洋中，新药研发如同一艘乘风破浪的巨轮，不断向前航行，寻找治愈疾病的神秘钥匙。而中国医院，正是这艘巨轮上的重要舵手，肩负着引领新药研发方向、推动医学进步的重任。然而，想要让这艘巨轮行驶得更远、更稳，就需要有足够强大的船员队伍和精密的团队协作。因此，加强人才培养与团队建设，对于中国医院在新药研发中的发展至关重要。

（1）人才是新药研发的基石

想象一下，如果没有优秀的航海家，巨轮如何在茫茫大海中找到正确的方向？如果没有精通船舶维修的工匠，巨轮如何在遇到风浪时保持稳定？同样地，在新药研发领域，没有优秀的人才，医院又怎能在复杂的医学世界中探索出新的治疗方法？

人才是新药研发的基石。他们不仅具备深厚的医学知识，还拥有敏锐的洞察力和创新思维。他们能够从临床实践中发现问题，从患者需求出发，寻找新的治疗方法和药物靶点。他们是新药研发的策划者、执行者和推动者，是医院在新药研发领域取得突破的关键力量。

（2）团队是新药研发的保障

一个优秀的团队能够发挥出每个成员的最大潜力，形成合力，共同应对挑战。在新药研发领域，团队的力量同样不可忽视。一个优秀的研发团队需要具备多学科的知识背景、丰富的实践经验和高效的沟通协作能力。他们需要紧密合作，共同攻克新药研发中的技术难题和市场挑战。

在中国医院中，许多优秀的研发团队已经崭露头角。他们通过跨学科的合作和交流，不断推动新药研发领域的创新和发展。这些团队不仅具备强大的研发实力，还拥有敏锐的市场洞察力和商业运作能力。他们能够将新药研发成果转化为实际应用，为患者带来更好的治疗效果和生活质量。

（3）加强人才培养与团队建设

那么，中国医院该如何加强人才培养与团队建设呢？以下是一些具体的做法和建议：

①建立完善的人才培养体系。中国医院应该建立完善的人才培养体系，为新药研发领域培养更多优秀的人才。这包括制订科学的人才培养计划、提供丰富的实践机会和优厚的福利待遇等。医院可以通过与高校、科研机构合作开展人才培养项目，为学生提供实习和就业机会；同时，也可以设立专项基金，用于支持优秀人才的科研项目和学术交流活动。

②引进优秀人才。除了培养本土人才外，中国医院还应该积极引进国内外优秀人才。这些人才可以带来新的思维和方法，为新药研发领域注入新的活力。医院可以通过设立博士后流动站、招聘海外高层次人才等方式吸引优秀人才加入；同时，也可以与国内外知名企业和机构建立合作关系，共同开展新药研发项目。

③加强团队建设。团队建设是提升新药研发能力的重要保障。中国医院应该注重团队建设，打造高效、协作、创新的研发团队。这包括加强团队成员之间的沟通和协作、建立科学的激励机制和评价体系等。医院可以通过定期组织团队活动、开展团队建设培训等方式增强团队凝聚力和协作能力；同时，也可以设立科研成果奖励制度、职称晋升制度等激励机制，激发团队成员的积极性和创造力。

④建立开放包容的学术氛围。在新药研发领域，学术氛围的开放包容性对于激发创新思维和推动学术进步至关重要。中国医院应该建立开放包容的学术氛围，鼓励团队成员之间的学术交流和合作。

医院可以通过定期举办学术研讨会、邀请国内外知名专家进行学术讲座等方式促进学术交流；同时，也应该尊重每个团队成员的学术观点和贡献，鼓励他们在学术上自由探索和发表意见。

⑤加强国际合作与交流。国际合作与交流是提升新药研发能力的重要途径。中国医院应该加强与国际知名医院、科研机构和企业之间的合作与交流，共同开展新药研发项目和技术创新活动。这不仅可以引进国外先进的研发技术和经验，还可以拓展国际市场和资源渠道，为中国医院在新药研发领域的发展提供有力支持。

（4）展望未来

展望未来，随着科技的不断进步和医学领域的不断发展，新药研发将面临更多的机遇和挑战。中国医院作为新药研发的重要力量之一，应该继续加强人才培养与团队建设工作，不断提升自身的研发能力和竞争力。同时，也应该积极应对国际竞争和合作挑战，加强与国际知名医院、科研机构和企业之间的合作与交流，共同推动新药研发领域的创新和发展。

总之，加强人才培养与团队建设是中国医院在新药研发中取得突破的关键所在。只有拥有足够强大的人才队伍和高效的团队协作机制，才能在新药研发领域不断取得新的成果和突破。

10.2.5 优化新药研发流程与管理体系

在日新月异的医疗科技领域，新药研发不仅是科技进步的缩影，更是患者与社会期盼的焦点。中国，这片古老而又充满活力的土地，正以其独特的智慧和力量，不断优化新药研发流程与管理体系，努力提升研发效率和质量，降低研发成本，以期更好地满足患者和社会的需求。

（1）新药研发的"长征路"

新药研发，犹如一场漫长而曲折的长征。从最初的实验室研究，到临床试验的验证，再到最终的上市推广，每一个环节都充满了挑战和不确定性。而在这其中，一个高效、科学、合理的新药研发流程和管理体系，无疑是保障研发成功的关键。

在中国，随着医疗科技的不断进步和医疗体制的不断完善，新药研发的环境和条件也在发生着深刻的变化。越来越多的医院开始意识到，优化新药研发流程和管理体系，不仅是提升医院综合实力的需要，更是对患者和社会负责的体现。

（2）流程优化：让新药研发更"顺滑"

①明确目标，有的放矢。在新药研发之初，医院首先需要明确研发目标。这包括确定研发方向、选择研发药物类型、设定研发周期和预算等。只有明确了目标，才能确保研发工作的有序进行，避免盲目性和随意性。

在中国，一些领先的医院已经开始采用项目管理的方式，对新药研发进行全程跟踪和管理。通过设立专门的项目管理团队，明确项目目标、任务和进度，确保研发工作按计划进行。

②精简环节，提高效率。传统的新药研发流程往往烦琐复杂，涉及多个部门和多个环节。为了提高研发效率，中国医院开始尝试对研发流程进行精简和优化。通过合并相似环节、减少不必要的中间环节、引入自动化和信息化技术等手段，缩短研发周期，降低研发

成本。

例如,在临床试验阶段,医院可以通过建立统一的临床试验管理系统,实现试验数据的实时共享和分析。这不仅提高了试验数据的准确性和可靠性,还大大缩短了试验周期。

③强化质量控制,确保研发质量。在新药研发过程中,质量控制是至关重要的一环。中国医院通过加强质量控制体系的建设和完善,确保研发过程的每一个环节都符合相关法规和标准要求。

首先,医院建立了严格的质量管理制度和流程,明确各个环节的质量标准和要求。其次,医院加强了对研发人员的培训和管理,提高他们的专业素养和责任意识。最后,医院还建立了完善的质量监督和评估机制,对研发过程进行全程跟踪和评估,及时发现和纠正问题。

(3)管理体系创新:让新药研发更"稳健"

①引入创新理念,激发研发活力。在新药研发管理体系中,创新是永恒的主题。中国医院通过引入创新理念和方法,激发研发人员的积极性和创造力,推动新药研发不断取得新进展。

首先,医院鼓励研发人员积极尝试新的研究方法和技术手段,不断挑战传统观念和技术壁垒。其次,医院加强与高校、科研机构以及制药企业的合作与交流,共同开展新药研发工作。最后,医院还建立了完善的激励机制和奖励制度,对在新药研发中做出突出贡献的人员进行表彰和奖励。

②加强团队建设,提升研发实力。一个优秀的新药研发团队是保障研发成功的关键。中国医院通过加强团队建设和管理,提升研发

人员的专业素养和团队协作能力,确保研发工作的顺利进行。

首先,医院要建立完善的招聘和培训机制,吸引优秀人才加入新药研发团队。其次,医院需要加强团队内部的沟通和协作机制建设,确保团队成员之间能够顺畅地交流和协作。最后,医院还需要建立完善的绩效评估机制和激励机制,对团队成员的工作表现进行客观公正的评价和激励。

③注重风险管理,确保研发安全。新药研发过程中存在着诸多风险和挑战。为了降低研发风险并保障研发安全,中国医院开始注重风险管理工作的建设和完善。

首先,医院建立了完善的风险管理制度和流程,明确各种风险类型、来源和应对措施。其次,医院加强了对研发过程中可能出现的各种风险的预测、评估和控制,确保研发过程的安全可靠。最后,医院还建立了完善的应急机制和危机处理机制,以应对可能出现的各种突发事件和危机情况。

(4)案例分析:中国医院的创新实践

在中国,许多医院已经在优化新药研发流程和管理体系方面取得了显著成效。以下是两个典型的案例:

> **案例一:中国医学科学院肿瘤医院**
>
> 自1960年起,中国医学科学院肿瘤医院便开启了我国肿瘤新药临床研究的先河,这一里程碑式的起点标志着我国在抗肿瘤药物研发领域的积极探索。迄今为止,该院已经累计

进行了超过4700项临床研究,这一数字不仅彰显了其在肿瘤新药研发领域的深厚积淀和不懈努力,也反映了我国在新药研发方面取得的显著进展。

值得一提的是,通过中国医学科学院肿瘤医院的临床研究平台,已有184种抗肿瘤新药成功上市,这一成就占据了国产抗肿瘤药物七成以上的市场份额。这些新药的上市,无疑为广大肿瘤患者带来了更多的治疗选择和生存希望,同时也推动了我国抗肿瘤药物研发水平的整体提升。

案例二:上海高博肿瘤医院

作为上海自贸试验区的首家研究型医院,上海高博肿瘤医院自成立之初便立足于临床研究公共服务,致力于成为疑难重症肿瘤诊断与治疗、临床研究以及生物医药及器械产业转化的高地。该院以打造与国际标准接轨的研究型医疗组织为目标,不断提升临床研究的效率与质量成果,以期在肿瘤治疗领域取得更多突破。

上海高博肿瘤医院通过整合优质医疗资源,加强与国际先进医疗机构的合作与交流,不断推动肿瘤治疗技术的创新与发展。同时,该院还注重将临床研究成果转化为实际应用,加速生物医药及器械的产业转化进程,以期为患者带来更多、更好的治疗选择。这一系列的举措不仅提升了该院在肿瘤治疗领域的国际影响力,也为我国肿瘤医疗事业的发展做出了积极贡献。

（5）展望与期待

展望未来，随着科技的不断进步和医疗体制的不断完善，中国医院在优化新药研发流程和管理体系方面将继续取得新的进展和突破。我们期待看到更多的医院能够加强内部管理，提高研发效率和质量，降低研发成本，更好地满足患者和社会的需求。同时，我们也期待看到更多的创新药物能够早日问世并造福广大患者。

优化新药研发流程和管理体系是一项长期而艰巨的任务。中国医院需要不断探索和创新，加强内部管理，提高研发效率和质量，降低研发成本，加强风险管理等。只有这样，才能在新药研发领域取得更多的成果和突破，为患者和社会做出更大的贡献。

10.2.6　倡导伦理与法规的遵守

在科技飞速发展的今天，新药研发如同一条不断延伸的高速公路，承载着无数患者的希望与期待。然而，在这条道路上，除了追求速度与效率，我们更不能忽视的是伦理与法规的"红绿灯"。在中国，医院作为新药研发的重要参与者，更应肩负起倡导伦理与法规遵守的责任，发挥示范作用，确保新药研发之路既快速又安全。

（1）新药研发的"红绿灯"：伦理与法规的双重约束

我们都知道新药研发意味着突破性的科学发现、前沿的技术手段以及巨大的商业价值。然而，在这些光鲜亮丽的背后，却隐藏着许多不为人知的挑战和风险。其中，最不容忽视的就是伦理与法规的约束。

伦理，是新药研发过程中必须遵循的道德准则。它要求我们在追求科学进步的同时,始终关注患者的权益和福祉。在新药研发过程中,我们需要确保实验动物得到人道对待,保护患者的知情权和隐私权,避免对患者造成不必要的伤害。同时,我们还需要关注新药研发可能带来的社会影响,确保新药的应用符合社会价值观和道德标准。

法规,则是新药研发过程中必须遵守的法律规范。它要求我们在新药研发过程中严格遵守国家法律法规和相关政策,确保新药研发活动的合法性和规范性。在新药研发过程中,我们需要遵循药品注册审批程序,确保新药的安全性和有效性得到验证。同时,我们还需要遵守知识产权保护法律法规,保护新药研发成果的合法权益。

伦理与法规就像新药研发道路上的"红绿灯",时刻提醒我们要遵守道德准则和法律规范,确保新药研发活动的健康有序发展。

(2)中国医院在伦理与法规遵守中的责任与示范作用

在中国,医院作为新药研发的重要参与者,不仅要在科技创新方面取得突破,更要在伦理与法规遵守方面发挥示范作用。

首先,中国医院应加强对新药研发伦理的关注和引导。医院应建立健全伦理审查机制,对涉及人体和动物实验的新药研发项目进行严格审查,确保实验过程符合伦理要求。同时,医院还应加强对医务人员的伦理教育和培训,提高医务人员的伦理意识和道德素质,确保新药研发活动始终遵循道德准则。

其次,中国医院应严格遵守国家法律法规和相关政策。医院应建立健全内部管理制度,规范新药研发活动的各个环节,确保新药研发活动的合法性和规范性。同时,医院还应加强与政府部门和监管机构的沟通与合作,及时了解政策法规的最新动态和要求,确保新药研发活动始终符合国家法律法规和相关政策的要求。

此外，中国医院还应积极发挥示范作用，推动整个行业对伦理与法规的遵守。医院可以通过举办学术研讨会、发布行业报告等方式，分享自己在伦理与法规遵守方面的经验和做法，引导整个行业树立正确的价值观和道德观。同时，医院还可以积极参与国际交流与合作，学习借鉴国际先进经验和技术手段，提高自己在伦理与法规遵守方面的水平和能力。

（3）伦理与法规遵守在新药研发中的具体实践

①背景。随着新药研发的不断推进，伦理审查成为确保研究合规性和保护受试者权益的重要环节。为了提高伦理审查效率，促进新药更快上市，相关政策文件如《关于深化审评审批制度改革鼓励药品医疗器械创新的意见》和《北京地区医疗卫生机构涉及人的生物医学研究伦理管理规范》等，均提出了建立统一伦理审查平台和推进伦理审查互认的建议。

②案例描述。首都医科大学附属北京佑安医院、首都医科大学附属北京友谊医院、首都医科大学附属北京地坛医院三家医院，于2024年1月28日签署了伦理协作审查和互认协议。这一协议是在北京市科委和北京市医管局的课题和项目支持下签署的，旨在提高肝病创新药物早期临床试验与关键技术研究的伦理审查效率。

佑安医院在此方面已有先行探索。2018年8月，医院成功实施了第一个伦理审查互认项目，该项目是一个核苷类似物抗艾滋病病毒药物临床试验。佑安医院作为组长单位，通过多方沟通协调，在部分单位推行了伦理审查互认，迈出了尝试性的第一步。

此次三家医院的签约是佑安医院伦理审查互认的第二个成功案例，标志着医院在伦理审查互认方面又取得了显著进展。

③具体实践如下。

- ◎ 政策遵循：积极响应并遵循国家及地方相关政策文件，致力于建立统一的伦理审查平台。
- ◎ 协议签署：三家医院签署伦理协作审查和互认协议，共同推进多中心临床研究的伦理审查效率。
- ◎ 先行探索：佑安医院作为先行者，在伦理审查互认方面进行了积极探索，并成功实施了首个互认项目。
- ◎ 多方协调：在项目实施过程中，佑安医院与多方沟通协调，推动了伦理审查互认的落地实施。
- ◎ 持续进步：此次签约是佑安医院在伦理审查互认方面的又一重要进展，显示了医院在此方面的持续努力和进步。

④案例意义。该案例展示了在新药研发过程中，如何通过伦理与法规的遵守和实践，提高伦理审查效率，促进新药更快上市，从而造福百姓。同时，也为其他医疗机构和研发单位提供了可借鉴的经验和启示。

（4）展望未来：构建伦理与法规并重的新药研发体系

展望未来，随着科技的不断进步和医疗事业的不断发展，新药研发将面临更加严峻的挑战和机遇。在这个过程中，我们必须构建伦理与法规并重的新药研发体系，确保新药研发活动的健康有序发展。

首先，我们需要加强伦理审查机制的建设和完善。通过建立健全伦理审查机制和加强伦理教育和培训等方式，提高医务人员的伦理意识和道德素质，确保新药研发活动始终遵循道德准则。

其次，我们需要加强法律法规的制定和执行力度。通过完善相关法律法规和政策文件、加强监管和执法力度等方式，确保新药研发活动的合法性和规范性得到保障。

最后，我们需要加强国际交流与合作，推动伦理与法规在全球范围内的统一与协调。通过与国际组织、其他国家的医院和科研机构合作，共同制定和遵守国际通用的伦理准则和法规要求，确保新药研发活动的国际化和标准化。

（5）伦理与法规遵守：患者的"守护神"

在患者眼中，新药研发不仅是科技的突破，更是他们生命的希望。而伦理与法规的遵守，则是这份希望得以实现的坚实保障。中国医院作为患者信赖的医疗机构，更应该成为伦理与法规的"守护神"，用责任和担当守护患者的权益和福祉。

对于中国医院而言，要始终将患者的利益放在首位。在新药研发过程中，要充分考虑患者的需求和感受，确保新药研发活动真正为患者带来福祉。同时，医院还要加强对患者的沟通和教育，让他们了解新药研发的过程和可能的风险，提高他们对新药研发的信任度和参与度。

要积极倡导伦理与法规的普及和教育。通过举办讲座、发布宣传资料等方式，向广大患者普及新药研发中的伦理与法规知识，提高他们的伦理意识和法律意识。同时还要加强对医务人员的培训和考核，确保他们具备扎实的伦理和法律素养，能够在新药研发过程中自觉遵守伦理与法规要求。

(6) 小结：让伦理与法规成为新药研发的"绿色通行证"

在新药研发这条充满挑战与机遇的道路上，伦理与法规的遵守是我们必须遵循的准则。中国医院作为新药研发的重要参与者，更应该肩负起倡导伦理与法规遵守的责任和示范作用。通过加强伦理审查机制的建设和完善、加强法律法规的制定和执行力度、加强国际交流与合作等方式，构建伦理与法规并重的新药研发体系。让我们共同努力，让伦理与法规成为新药研发的"绿色通行证"，为更多患者带来希望和福音！

小结　　多维发力，共创辉煌

中国医院在新药研发中的未来展望，充满了无限机遇与广阔空间。作为医疗服务的前沿阵地，中国医院不仅拥有丰富的临床资源和深厚的医疗实践经验，还在新药研发中扮演着至关重要的角色。它们不仅是新药临床试验的主要承担者，更是新药创新的重要源头，通过与科研机构、制药企业的紧密合作，逐步构建起以临床需求为导向的新药研发体系，加速推动新药从实验室走向临床，惠及广大患者。

在未来的新药研发道路上，中国医院将进一步加强国际合作与交流，与世界顶级医疗机构、研究机构建立广泛的合作关系，共同开展新药研发项目。通过引进国外先进的研发理念和技术，提升自身研发能力，同时将中国的新药研发成果推向世界，实现互利共赢。这种国际合作不仅有助于中国医院在新药研发领域取得更多突破，也将为全球医疗科技的进步贡献中国智慧和中国力量。

同时，中国医院在新药研发过程中始终将临床需求和问题放在首位，通过深入分析临床数据，挖掘潜在的药物靶点，开发出真正符合临床需求的新药。这种以临床为导向的研发策略不仅提高了新药研发的成功率，也确保了新药的临床价值和市场前景。

此外，中国医院还注重推动科技创新与转化，通过加大科研投入、建设高水平的科研平台、引进和培养顶尖的科研人才等措施，推动新药研发领域的科技创新。同时，医院还注重科技成果的转化应用，通过与企业、投资机构的合作，将科研成果快速转化为实际产品，造福患者。这种科技创新与转化的良性循环将为中国医院在新药研发领域取得更多原创性成果提供有力支撑。

在新药研发的人才培养和团队建设方面，中国医院也正在逐步建立完善的人才培养机制。通过设立专项基金、提供优厚的科研条件、打造国际化的学术交流平台等措施，吸引和培养一批批新药研发领域的领军人才和优秀团队。这些人才和团队将成为中国新药研发事业的中坚力量，为中国医院在新药研发领域的持续创新和发展提供强大动力。

为了进一步提高新药研发的效率和质量，中国医院还在不断优化新药研发的流程设计和管理体系。通过借鉴国际先进经验并结合自身实际情况，中国医院正逐步建立起一套科学、高效、规范的新药研发流程和管理体系。这将有助于确保新药研发工作的有序进行，提高研发效率和质量，为患者带来更安全、更有效的新药。

最后，在新药研发过程中，伦理和法规的遵守是不可或缺的。中国医院始终将伦理审查和法规遵循作为新药研发的重要前提，确保所有研发活动都在合法合规的框架内进行。同时，医院还积极开展伦理教育和法规培训，提高研发人员的伦理意识和法规素养，为新药研发的可持续发展奠定坚实基础。这将有助于保障患者的权益和安全，推动新药研发的健康发展。

中国医院在新药研发中的未来展望充满了机遇与挑战。通过加强国际合作与交流、聚焦临床需求与问题、推动科技创新与转化、加强人才培养与团队建设、优化新药研发流程与管理体系，以及倡导伦理与法规的遵守等多方面的努力，中国医院有望在全球新药研发领域发挥更加重要的作用，为人类健康事业做出更大贡献。

第 11 章
新药背后的科学家们

新药背后的科学家们,就像是幕后英雄,他们默默无闻,却用智慧和汗水,点亮了生命之光。

11.1 揭开新药背后英雄的面纱

科学家们是如何运用智慧和知识,像侦探一样寻找疾病的根源,又是如何克服重重困难,最终发现新的药物候选物的呢?

11.1.1 科学家们的"超能力"

在普通人眼中,科学家们似乎拥有一种神奇的"超能力",能够洞察生命的奥秘,揭开疾病的真相。

他们通过收集患者的症状、体征、病史等信息,运用现代医学技术,如基因测序、蛋白质组学、代谢组学等,对疾病的本质进行深入剖析。一旦确定了疾病的根源,科学家们就需要开始破解疾病的密码了。这个密码就是导致疾病发生的分子机制。科学家们通过深入研究疾病的分子机制,找到治疗疾病的关键靶点。这些靶点就像是疾病链条上的薄弱环节,一旦被打破,整个疾病过程就可能被阻断。

在破解疾病密码的过程中，科学家们需要借助各种先进的实验技术和工具。他们会在实验室里进行细胞实验、动物实验等，观察疾病在细胞、组织、器官等层面上的表现。同时，他们还会运用计算机模拟技术，对疾病的分子机制进行模拟和预测。这些技术和工具为科学家们提供了强大的支持，使他们能够更加深入地了解疾病的本质。

当科学家们找到了治疗疾病的关键靶点后，就可以开始寻找新的药物候选物了。这个过程就像是在茫茫的大海中捞针，需要科学家们具备丰富的化学知识和药物设计经验。科学家们会从各种天然产物、化合物库中筛选出具有潜在药效的化合物，然后在实验室里进行药效学、药代动力学等实验验证。这些实验可以帮助科学家们了解化合物的生物活性、毒性、代谢途径等信息，从而评估其作为药物候选物的潜力。

然而，发现新的药物候选物并不是一蹴而就的。在这个过程中，科学家们需要克服诸多困难。有时，他们可能需要筛选成千上万个化合物才能找到一个具有潜力的候选物；有时，他们可能需要花费数年时间才能将一个候选物从实验室推向临床。但是，他们从未放弃过。因为他们知道，每一个新的药物候选物都可能为患者带来新的希望。

11.1.2　实验室里的"魔法"

在科学的殿堂里，实验室就像是一个充满神秘与魅力的魔法屋。在这里，科学家们挥舞着试管和滴管，像魔法师一样施展着各种奇妙的"魔法",将普通的化合物变成拯救生命的神奇药物。

(1)高通量筛选:寻找药物候选物的"大海捞针"

想象一下,在茫茫大海中寻找一根针,难度之大可想而知。而在新药研发中,科学家们面临的就是这样的挑战——从成千上万的化合物中筛选出具有潜在药效的候选物。为了应对这一挑战,科学家们发明了高通量筛选这一神奇的技术。

高通量筛选就像是一场自动化的化学实验秀。科学家们首先将各种化合物制成标准的样品库,然后通过自动化仪器对每一个样品进行快速、准确地测试。这些测试可能包括细胞毒性、生物活性、代谢稳定性等多个方面。在测试过程中,科学家们会密切关注每一个样品的反应,寻找那些具有潜在药效的"佼佼者"。

高通量筛选的神奇之处在于它的高效性和准确性。通过自动化仪器,科学家们可以一次性测试成百上千个样品,大幅提高了筛选效率。同时,这些仪器还具有高度的灵敏度和准确性,能够捕捉到样品中微小的变化。因此,高通量筛选成为新药研发中不可或缺的关键步骤之一。

(2)药物设计:创造生命的"魔法药剂"

在找到了具有潜在药效的候选物之后,科学家们就需要开始着手设计新的药物了。药物设计的过程可以分为两个阶段:结构设计和功能设计。在结构设计阶段,科学家们会运用计算机模拟技术,对候选物的分子结构进行精细修改和优化。这些修改可能包括改变分子的形状、大小、电荷分布等,以使其更好地与疾病相关的靶点结合。在功能设计阶段,科学家们会进一步探索候选物的生物活性和作用机制，以确保其能够有效地治疗疾病。

药物设计的神奇之处在于它的预见性和创新性。通过计算机模拟技术，科学家们可以预测候选物与靶点之间的相互作用方式，从而指导药物设计的方向。同时，他们还可以借鉴自然界中的生物活性分子，设计出具有全新结构和功能的新药。这种预见性和创新性使得药物设计成为新药研发中最具挑战性和最激动人心的环节之一。

（3）实验室里的"魔法"设备

在实验室里，科学家们借助了各种先进的仪器设备，让新药研发变得更加高效和准确。

质谱仪：质谱仪就像是一个能够识别化合物身份的"侦探"，可以通过分析化合物的质荷比，确定其分子式和结构式。在药物研发中，它可以帮助科学家们快速筛选出具有潜在药效的候选物，并对其进行精确的结构鉴定。

核磁共振仪：核磁共振仪就像是一个能够透视分子内部的"X光机"。它可以通过测量原子核在磁场中的行为，获得分子的三维结构信息。在药物设计中，核磁共振仪可以帮助科学家们深入了解候选物的分子结构和作用机制，为药物设计提供重要的参考依据。

此外，还有许多其他的实验室设备也发挥着不可或缺的作用。比如，高效液相色谱仪可以帮助科学家们对化合物进行分离和纯化；流式细胞仪可以实时监测细胞对药物的反应；基因测序仪可以揭示疾病的基因信息等。实验室里的"魔法"不仅仅是科学家们智慧的结晶，更是人类智慧和创造力的体现。

11.1.3 幕后的"英雄团队"

新药研发团队是一个由化学家、生物学家、医生等多元人才组成的精英阵容。

化学家们负责要在数以万计的化合物中,筛选出那些具有潜在生物活性的分子。这不仅仅需要深厚的化学知识,更需要敏锐的洞察力和无尽的耐心。

当化学家们筛选出具有潜在生物活性的分子后,接下来就需要生物学家的解码器来发挥作用。他们需要深入研究这些分子的结构、功能和代谢过程,以确定它们是否具有治疗疾病的潜力。这需要他们具备扎实的生物学知识、丰富的实验经验和敏锐的洞察力。

在生物学家的努力下,许多原本看似无用的分子被赋予了新的生命和价值。他们的解码器不仅揭示出了药物的作用机制,更为新药的研发提供了重要的科学依据和方向。

当化学家和生物学家们完成了药物的初步筛选和机制研究后,接下来就需要医生将新药从实验室带到临床,他们需要深入了解新药的疗效、安全性和适应证等信息,以确保其能够安全有效地应用于临床治疗中。同时,他们还需要密切关注患者的反应和病情变化,及时调整治疗方案和药物剂量。

新药研发的成功并非是单凭一人之力所能完成的。在这个英雄团队中,每个人都扮演着不可或缺的角色。这种团队合作不仅能够充分发挥每个人的专业优势和特长,更能够在面对困难和挑战时相互鼓励、共同克服。

11.2 荣誉背后的故事

科学家们获得的荣誉与奖项令人羡慕,但这背后的艰辛又有多少人知晓呢?下面让我们以屠呦呦这位伟大的科学家为例,看一看这荣誉背后鲜为人知的付出与努力。

(1)疟疾的阴霾与希望的火种

在遥远的20世纪60年代,疟疾如同一片厚重的阴霾,笼罩在全球的每一个角落。特别是在越南战场上,无数士兵因疟疾而倒下,战斗力严重受损。面对这一全球性的公共卫生危机,中国政府果断出手,启动了代号"523"的紧急科研攻关项目,旨在研发出新型抗疟药物。正是在这个关键的时刻,屠呦呦——这位平凡而又不凡的科学家,临危受命,接过了这一艰巨的任务。

屠呦呦,一个名字背后蕴藏着无尽的力量和勇气。她如同一颗火种,在疟疾的阴霾中点燃了希望的火焰。她深知,这项任务不仅关乎着国家的荣誉和尊严,更关乎着亿万人民的健康和生命。因此,她毅然决然地踏上了这条充满挑战和未知的征途。

(2)千锤百炼,方得真金

在屠呦呦的科研生涯中,没有一蹴而就的成功,只有千锤百炼的坚持。她带领团队从浩如烟海的中医药典籍中汲取灵感,经过数百次的实验和筛选,最终将目光锁定在了青蒿这种看似普通的植物上。然而,青蒿素的提取和纯化却是一项极其复杂和艰难的工作。屠呦呦和她的团队在实验室里度过了无数个日日夜夜,不断尝试新的方法和技术，希望能够从青蒿中提取出具有抗疟活性的有效成分。

在这个过程中，屠呦呦展现出了非凡的毅力和决心。她不怕失败，不怕困难，更不怕付出。她深知，每一次失败都是通往成功的一步，每一次困难都是锻炼意志的机会。因此，她始终保持着对科研的热爱和执着，不断挑战自我，超越自我。

（3）以身试药，无畏前行

在青蒿素的研发过程中，最令人感动的莫过于屠呦呦以身试药的壮举。在临床试验阶段，为了验证青蒿素的安全性和有效性，屠呦呦毫不犹豫地成为第一个试药者。她深知，作为科学家，她必须为人类的健康事业承担起这份责任和义务。因此，她义无反顾地选择了以身试药，用自己的生命去验证青蒿素的疗效。

在试药的过程中，屠呦呦经历了常人难以想象的痛苦和煎熬。然而，她始终保持着乐观和坚强的态度，用自己的行动诠释着科学家的责任和担当。正是这份无畏和勇气，让屠呦呦在科研的道路上不断前行，最终取得了举世瞩目的成就。

（4）荣誉的辉煌与背后的付出

2015年，屠呦呦因其在青蒿素研发中的杰出贡献，荣获了诺贝尔生理学或医学奖。这一荣誉不仅是对她个人努力的肯定，更是对她所在团队以及所有支持她的人的最好回报。当屠呦呦站在诺贝尔奖的领奖台上时，她的脸上洋溢着自豪和喜悦的笑容。然而，在这份荣誉的背后，却是她无数个日夜的辛勤付出和不懈努力。

在屠呦呦的科研生涯中，她不仅获得了诺贝尔生理学或医学奖这一至高无上的荣誉，还获得了包括国家最高科学技术奖在内的多项国内外奖项。这些荣誉见证了她在新药研发领域的卓越成就和贡献，也让她成为中国科学界的骄傲和榜样。

然而，屠呦呦并没有因此而沾沾自喜、止步不前。她深知，荣誉只是暂时的光环，而真正的价值在于她对人类健康事业的贡献。因此，她始终保持着谦逊和务实的态度，继续在新药研发的道路上不断前行。

（5）不忘初心，方得始终

在荣誉和奖项的簇拥下，屠呦呦始终保持着清醒的头脑和坚定的信念。她深知，作为一名科学家，她的初心和使命就是为人类的健康事业做出更大的贡献。因此，她始终将科研放在首位，不断追求新的突破和进步。

屠呦呦的科研之路并非一帆风顺。她曾面临过无数的困难和挑战，也曾经历过失败和挫折。然而，她从未放弃过自己的梦想和追求。她坚信，只要坚持不懈地努力下去，就一定能够取得更大的成就和突破。正是这种坚定的信念和执着的追求，让屠呦呦在科研的道路上越走越远，成为一位真正的科学巨匠。

屠呦呦的成就只是新药研发领域的一个缩影。未来，随着科学技术的不断进步和人类对健康需求的不断增长，新药研发事业将继续迎来更加广阔的天地和无限的可能。

小结　新药背后艰辛而伟大的付出

新药研发的背后隐藏着无数科学家们艰辛而伟大的付出。这是一场与病魔赛跑的马拉松，每一步都凝聚着智慧与汗水，每一次突破都意味着人类健康事业的巨大飞跃。在这片充满未知的领域中，科学家们如同孤独的探险家，用坚定的信念和无尽的勇气，为人类健康筑起了一道坚固的防线。

他们不仅将自己的青春和热血献给了科学事业，更将自己的智慧和才华倾注其中。他们不断学习新知识、新技术，不断挑战自我、超越自我。他们需要在实验室里度过无数个日日夜夜，忍受着孤独与寂寞，忍受着失败与挫折。

正是有了科学家们的无私奉献和不懈努力，新药研发事业才取得了辉煌的成就。他们成功研发出了许多具有划时代意义的新药，这些新药不仅挽救了无数患者的生命，更极大地提高了人类的生活质量。从青蒿素到疫苗研发，从抗癌新药到罕见病治疗，每一项突破都凝聚着科学家们的智慧和汗水。他们的成就不仅让人类医学事业迈上了新的台阶，更为人类健康事业注入了新的活力和希望。

第 12 章
新药研发的挑战与困境

12.1 挑战重重：新药研发的不易

新药研发是一个漫长而艰辛的旅程。在这条充满未知和挑战的道路上，科学家们不仅要面对巨大的资金和时间成本，还要迎接失败的高风险。

12.1.1 高投入与高风险

（1）高昂的资金和时间成本

研发一种新药，犹如建造一座摩天大楼，每一步都需要庞大的资金和精密的规划。制药公司和科研机构在这个过程中，往往要耗费数十亿甚至上百亿美元，并且可能需要十余年，所以医药界流传着一句俗语——"十年十亿磨一药"。

①基础研究：这一阶段科学家们需要筛选成千上万种化合物，寻找可能具有治疗潜力的候选药物。例如，辉瑞公司在研发Viagra（万艾可）时，最初的目的是治疗心血管疾病，经过无数次实验和调整，才意外发现其对男性勃起功能障碍有显著效果。这种

不经意的发现背后，是无数科学家的汗水和智慧结晶。

②临床前试验：在实验室和动物模型中验证候选药物的安全性和有效性，就像在实地考察中反复验证理论假设的可行性。这一阶段的每一步都必须小心翼翼，确保不出现任何差错。例如，Incyte 公司在研发 ruxolitinib 时，经过反复的动物实验和调整，最终找到了安全有效的剂量，为后续的临床试验奠定了基础。

③临床试验：分为Ⅰ、Ⅱ、Ⅲ期的临床试验，是对候选药物的一次次严峻考验。每一期试验都需要大量志愿者参与，并在严格控制的环境中进行测试。科学家们如同在进行一场场精密的演习，确保药物的安全性和疗效。例如，Moderna 在研发新冠疫苗时，经历了多个临床试验阶段，每一个阶段都需要招募大量的志愿者，确保疫苗的有效性和安全性。

④审批和上市：即使候选药物成功通过了所有的临床试验，仍需通过各国药品监管机构的严格审批。这一过程犹如一次次面试，每一个细节都可能影响最终结果。例如，Exelixis 公司在其抗癌药物的研发过程中，虽然经历了多次挫折和调整，最终还是通过了 FDA 的审批，成功上市。

（2）高风险性

新药研发不仅需要高昂的投入，还伴随着巨大的风险。数据显示，大多数候选药物在研发过程中会因各种原因失败。科研人员如同在迷宫中探索，每一步都可能面临失败的风险。

①科学风险：在基础研究阶段，科学家们可能无法找到有效的药物靶点或候选药物。

②安全性风险:在临床前和临床试验阶段,候选药物可能会出现严重的副作用,导致研发被迫终止。

③有效性风险:即使药物在前期的实验中表现良好,也可能在大规模临床试验中未能达到预期的疗效。

- ◎ 辉瑞公司的 Torcetrapib 案例:辉瑞公司在 Torcetrapib 的研发上投入了超过 8 亿美元,希望能够开发出一种革命性的胆固醇调节药物。然而,在Ⅲ期临床试验中,该药物被发现会增加心脏病发作的风险,不得不终止研发。
- ◎ 因塞特的 Ruxolitinib 案例:因塞特公司在研发 Ruxolitinib(一种用于治疗骨髓纤维化的药物)时,经历了多次失败和挫折。在初期试验阶段,该药物被发现有严重的副作用,公司一度面临破产的风险。然而,科学家们并未气馁,通过不断的优化和调整,最终使 Ruxolitinib 成功通过临床试验并上市,成为该公司的明星产品。

12.1.2 复杂的疾病机制

新药研发是一项复杂而艰巨的任务,其中一个重要的难题就是疾病机制的复杂性。每一种疾病的发病机制如同一幅错综复杂的地图,科学家们需要在其中找到正确的路径,才能开发出有效的治疗药物。复杂的疾病机制不仅增加了研究的难度,还延长了新药研发的周期。

(1)疾病机制的复杂性

理解疾病机制是新药研发的基础。然而,许多疾病的机制极其复杂,涉及多种生物学过程和分子通路。这种复杂性大大增加了研究的难度，使得科学家们在寻找有效的药物靶点时面临巨大的挑战。

①多因素作用：许多疾病的发生是多因素共同作用的结果。例如，癌症不仅与基因突变有关，还涉及细胞增殖、凋亡、血管生成、免疫逃逸等多个生物学过程。这些过程相互交织，使得找到单一的治疗靶点变得极其困难。

②动态变化：疾病的进展常常是动态变化的，患者的病情可能随着时间推移而发生显著变化。这种动态性要求药物不仅要能在初期有效，还要能够在疾病进展的不同阶段保持疗效。例如，阿尔茨海默病的病理过程涉及早期的淀粉样蛋白沉积和后期的神经元损伤，治疗方案必须兼顾这些不同阶段的需求。

③个体差异：每个患者的疾病表现和病理机制可能存在显著差异。这种个体差异使得开发一种对所有患者都有效的药物变得更加困难。例如，在糖尿病患者中，有些人对胰岛素抵抗，有些人则主要表现为胰岛素分泌不足，这两类患者需要不同的治疗策略。

（2）难以攻克的疾病

一些疾病由于其复杂的发病机制，成为新药研发领域的巨大挑战。

①阿尔茨海默病。阿尔茨海默病是一种进行性神经退行性疾病，主要影响老年人。尽管科学家们已经对其病理机制进行了大量研究，但有效的治疗药物仍然稀缺。

病理机制复杂：阿尔茨海默病的病理机制包括淀粉样蛋白斑块和神经纤维缠结的形成，这些病变不仅涉及多种蛋白质的异常聚集，还与神经炎症、线粒体功能障碍和突触功能损伤等多种生物学过程有关。

早期诊断难：阿尔茨海默病的早期症状往往不明显，等到确诊时，患者的大脑已经受到严重损伤。这使得早期干预变得困难，影响了新药的临床试验设计和效果评估。

失败案例：2012 年，辉瑞公司和强生公司共同宣布停止 bapineuzumab 的研发，因为在临床试验中，这种药物未能显示出预期的疗效。同年，礼来公司的 solanezumab 也在临床试验中失败，尽管早期数据曾显示出一些希望。这些失败耗费了巨大的资金和资源，但也让科学家们对阿尔茨海默病的病理机制有了更深刻的认识，更加意识到其复杂性和挑战性。

②癌症。癌症是由于细胞异常增殖和生长失控所导致的一类疾病，因其复杂多变的病理机制，成为新药研发中的一个巨大挑战。

异质性：每一种癌症内部和不同患者之间的异质性极高，即使是同一种癌症，其不同患者的基因突变谱和生物学特征也可能不同。这使得开发通用的抗癌药物变得极其困难。例如，肺癌分为非小细胞肺癌和小细胞肺癌，其中非小细胞肺癌又可以进一步分为腺癌、鳞癌和大细胞癌，每一种类型的治疗策略都不同。

耐药性：许多癌症患者在接受化疗或靶向治疗后，会逐渐产生耐药性，导致治疗效果下降。这种耐药性的发生机制复杂，包括基因突变、药物外排和代谢途径的改变等。

免疫逃逸：癌细胞通过多种机制逃避免疫系统的监视和攻击，使得免疫治疗面临巨大挑战。例如，PD-1/PD-L1 抑制剂在某些癌症患者中显示出良好的效果，但在另一些患者中却无效，这与癌细胞的免疫逃逸机制密切相关。

失败案例：吉利德科学公司在研发抗白血病药物 idelalisib 时，

虽然早期数据非常乐观,但随着时间的推移,许多患者出现了耐药性,导致治疗效果逐渐下降。为了解决这个问题,科学家们不得不继续研究癌细胞的耐药机制,寻找新的治疗靶点和策略。

③罕见病。罕见病,虽然患者人数少,但病种繁多,且每一种疾病的发病机制往往独特又复杂。

研究基础薄弱:由于罕见病患者数量少,科研资源和资金投入相对有限,导致对其病理机制的研究基础较为薄弱。这使得新药研发缺乏足够的科学依据和支持。

临床试验困难:罕见病患者分布广泛,招募足够数量的患者参与临床试验极为困难。这不仅延长了临床试验的周期,也增加了试验的复杂性和成本。

个体化治疗需求:罕见病患者的病情表现和进展往往具有高度个体化,需要针对每个患者的具体情况进行个体化治疗。这对新药研发提出了更高的要求,药物必须具有更好的针对性和安全性。

失败案例:纤维化肌营养不良症(DMD)是一种罕见的遗传性疾病,主要影响男性儿童。Sarepta Therapeutics 公司在研发 DMD 药物 eteplirsen 时,经历了漫长而曲折的过程。由于患者人数极少,临床试验的设计和执行变得异常困难。最终,虽然 eteplirsen 获得了 FDA 的加速批准,但其疗效和安全性仍然存在争议,显示出罕见病药物研发的复杂性和不确定性。

12.1.3 严格的监管要求

新药研发的旅程不仅是科学与技术的巅峰对决,更是一场有着严苛法规和监管的游戏。严格的法规和监管要求，为新药的安全性和有效性保驾护航，也让研发过程充满了艰辛。

（1）严格的法规和监管要求

药品研发的每一步，都被严密的法规和监管要求所包围，这些要求就像是探险路上的关卡，只有通过了，才能继续前行。

①临床前研究：科学家们需要在实验室和动物模型中进行大量的实验，以确保药物的安全性和潜在疗效。每一次实验都是一次小心翼翼地尝试，所有的数据都需要符合良好实验室规范（GLP）的要求，确保每一步都记录在案。

②临床试验：药物进入人体试验，这时探险进入了更加真实的世界。试验必须遵循国际伦理准则，如赫尔辛基宣言，确保所有志愿者的权益和安全。科学家必须保证每一个数据、每一个结果都精确无误。

③药品审批：通过临床试验后，新药终于迎来了最终的审查。制药公司需要向监管机构提交详尽的新药申请（NDA）或生物制品许可申请（BLA），接受监管机构的严密审查。

④上市后监管：即使新药成功上市，也不能松懈。药物在市场上的表现需要持续监测，确保其长期的安全性和有效性。制药公司需要定期向监管机构报告药物的不良反应和质量问题，确保每一位使用者的安全。

（2）监管目带来的挑战

虽然严格的监管要求保障了药物的安全性和有效性，但也使得新药研发的旅程更加艰难和昂贵。

①时间和成本：严格的监管要求，延长了新药研发的周期，从药物发现到上市通常需要 10~15 年。每一个阶段的试验和审查，都需要大量的资金投入。高昂的研发成本，使得新药研发成为一项高风险的投资。

②复杂的程序：满足监管要求需要完成大量的文书工作和报告提交。科学家们不仅需要进行实验和试验，还需要详细记录和报告每一个步骤和结果。复杂的程序和烦琐的文书工作，增加了研发的难度和工作量。

③失败风险：即使在严格遵守监管要求的情况下，新药研发仍然面临较高的失败风险。许多候选药物在临床试验阶段未能达到预期效果，被迫终止研发。每一次失败，都是巨大的经济损失和时间浪费。

让我们一起来看一些真实的具体案例：

案例一：罗非昔布

默沙东公司研发的罗非昔布（Vioxx）是一种非甾体抗炎药（NSAID），最初在临床试验中显示出良好的疗效。然而，上市后发现其会增加心血管事件的风险，最终被迫撤市。这一事件引发了公众对药物安全性的广泛关注，也促使监管机构进一步加强了对药物安全性的监管。

> **案例二：沙利度胺**
>
> 20世纪50年代，沙利度胺（Thalidomide）作为一种镇静剂和抗恶心药物广泛使用，但其引发的大规模新生儿畸形事件震惊世界。这一惨痛教训，促使各国建立和完善了药物监管体系，对新药的安全性要求更加严格。

> **案例三：派姆单抗**
>
> 默沙东公司研发的派姆单抗（Keytruda）是一种免疫检查点抑制剂，用于治疗多种类型的癌症。在研发过程中，派姆单抗严格遵守了各项监管要求，最终成功通过FDA的审批，并在临床实践中显示出显著的疗效和安全性，成为抗癌药物研发的一个成功典范。

12.1.4 知识产权的保护

在新药研发的探索中，知识产权的保护不仅是一种保障，更是激励创新、推动科学进步的关键。

（1）知识产权的重要性

激励创新：科学家们的创新成果往往是在长期的研究与探索中获得的。在医药领域，这些创新能够为疾病治疗和健康保健带来巨大的改变。而良好的知识产权保护，为科学家们提供了安全稳定的研发环境，鼓励他们不断进行创新尝试。

保护投资回报：新药的研发过程需要耗费大量的时间、人力和金钱。制药公司和投资者们愿意为这些投资买单，是因为他们相信这些研发努力最终能够取得成功，并获得合理的回报。而知识产权的保护，能够确保这些投资得到充分的保护和回报。

促进合作交流：医药领域的研究往往需要多方合作和交流，共同推动科学的发展。良好的知识产权保护能够保障研究者们的成果不受侵犯，增加他们之间的信任和合作意愿，从而促进整个领域的发展。

（2）专利战的影响

影响研发进程：专利战可能会导致研发进程的延迟和中断，因为制药公司需要花费大量的时间和资源来应对专利诉讼和争端。这种不确定性会给研发过程带来额外的压力和挑战，可能会影响研发的进展和结果。

市场竞争的影响：一旦一家公司成功地保护了自己的专利，就能够在市场上获得垄断地位，从而获得更高的利润和更大的市场份额。而如果其他公司无法获得相关专利，就可能会面临竞争劣势，影响其在市场上的竞争地位。

创新动力的影响：过度的专利保护可能会抑制创新的动力，因为它会阻碍其他公司或研究机构对相关技术的进一步研究和开发。这可能会导致医药领域创新的减少，从而影响整个行业的发展。

（3）案例分析

索菲多（Sofosbuvir）的专利争议：索菲多是一种用于治疗丙型肝炎的重要药物，但其专利争议引发了一场持续多年的法律战。制药公司盖利德科学声称拥有对索菲多的专利，但其他公司质疑其专利是否合法有效。这场专利战不仅影响了索菲多在市场上的竞争地位，也给其他制药公司带来了不确定性。

生物仿制药的挑战：生物仿制药是新药市场上的一股重要力量，但其研发往往受到原创药的专利保护的影响。生物仿制药企业需要克服专利障碍，寻找合法的竞争空间，这需要他们投入大量的时间和资源。例如，生物仿制药企业可能会与原创药企业展开专利战，试图挑战原创药的专利地位，以获取生物仿制药的上市许可。这种竞争往往是激烈的，可能会导致长期的法律纠纷和不确定性。

（4）知识产权保护的挑战

技术复杂性：在医药领域，许多创新成果都涉及复杂的技术和方法。要保护这些创新成果的知识产权，就需要对相关技术有深入的理解，并制订合适的专利申请策略。然而，由于技术的复杂性，有时很难确定哪些方面是可以专利保护的，这给知识产权的保护带来了挑战。

跨国合作：随着全球化进程的加速，医药领域的研究和开发往往涉及跨国合作。不同国家的知识产权法律和制度不尽相同，这给跨国合作带来了知识产权保护的挑战。科学家们需要了解不同国家的知识产权法律，制订适合跨国合作的知识产权保护策略。

知识产权侵权：尽管有着严格的知识产权保护制度，但知识产权侵权行为仍然时有发生。制药公司和科学家们需要时刻警惕，及时发现和应对可能的知识产权侵权行为，以保护自己的创新成果不受侵害。

12.2 困境中的机遇：新药研发的转机

12.2.1 技术创新的推动

在医学科学的浪潮中，技术创新是推动新药研发向前迈进的强大动力。新兴技术的不断涌现，为科学家们提供了更为强大和多样化的工具箱，让他们能够更深入地探索疾病的本质，更高效地开发新药。特别是在基因编辑和人工智能等领域的突破，为医学科学带来了一场革命性的变革。

（1）新技术带来的机遇

①高通量筛选技术：加速药物发现的步伐。高通量筛选技术的出现，彻底改变了药物发现的模式。这项技术使科学家们能够以前所未有的速度测试数以千计乃至百万计的化合物，以寻找潜在的药物候选物。例如，利用高通量筛选技术，科学家们发现了一种新型抗癌药物，其作用机制独特，可以有效抑制肿瘤生长，并减少化疗的副作用。

②结构生物学的进展：解析药物与生物分子的互动。随着结构生物学技术的不断发展，科学家们可以更深入地了解药物与生物分子之间的相互作用。通过解析药物与靶点的三维结构，科学家们可以精确地设计和优化药物分子，提高药物的靶向性和效果。例如，研究人员利用 X 射线晶体学技术解析了一种与癌细胞特异性结合的药物与肿瘤靶点的结构，从而为设计更有效的抗癌药物奠定了基础。

（2）基因编辑、人工智能等技术在新药研发中的应用和前景

①基因编辑技术的应用：精准治疗的新希望。基因编辑技术，特别是CRISPR-Cas9技术的出现，为药物研发带来了巨大的革命性变革。科学家们可以利用基因编辑技术，精确地编辑细胞基因组，模拟疾病的发生机制，筛选潜在的治疗靶点，并设计针对性更强的治疗方案。例如，研究人员利用CRISPR-Cas9技术成功地修复了一种罕见遗传病的致病基因，为患者提供了全新的治疗选择。

②人工智能在药物设计中的应用：数据驱动的新范式。人工智能技术的发展，为药物设计提供了全新的思路和方法。通过机器学习和深度学习等技术，科学家们可以从大量的生物信息数据中挖掘出隐藏的规律和关联，预测药物的药效和毒性，加速药物研发的过程。例如，一家生物技术公司利用人工智能技术分析了数百万个药物分子的结构和活性，成功地发现了一种新型抗生素，对抗多药耐药菌株，为临床治疗提供了新的方向。

（3）未来展望

随着新技术的不断涌现和发展，新药研发的前景愈发光明。基因编辑、人工智能等前沿技术的应用，将为新药研发带来更多的创新和突破，为医学科学的发展开辟出更为广阔的空间。

12.2.2　跨学科的合作

在当今医学科学的复杂领域中，单一学科往往无法应对新药研发的种种挑战。因此，跨学科的合作成为攻克新药研发难题的关键。

生物学、化学、医学等不同学科的交叉融合，为科学家们提供了全新的思路和方法，促进了新药研发的创新与进步。

（1）跨学科合作的重要性

汇聚专业知识：不同学科领域拥有着各自独特的专业知识和技能。跨学科合作能够将这些知识和技能有效地整合起来，形成一个强大的研发团队，共同应对新药研发中的各种挑战。

促进创新思维：跨学科合作打破了学科之间的壁垒，促进了不同学科之间的交流与合作。科学家们可以从不同学科的视角出发，共同探讨问题，寻找创新解决方案，推动新药研发的进程。

（2）生物学、化学、医学等学科的合作

生物学与化学的合作：生物学和化学的跨学科合作，为新药研发带来了前所未有的机遇。生物学家通过研究生物分子的结构和功能，揭示了疾病发生的机制，为药物设计提供了重要参考。而化学家则利用化学合成技术，设计和合成具有特定活性和药效的化合物，为新药研发提供了可靠的药物候选物。

医学与工程学的合作：医学和工程学的跨学科合作，为新药研发带来了更加精准和有效的治疗方案。医学家通过临床实践，了解疾病的临床表现和治疗需求，提出了治疗方案的基本框架。而工程学家则利用工程技术，设计和制造医疗设备和药物载体，实现药物的精准输送和释放，提高治疗效果。

跨学科合作是新药研发的关键，它将不同学科领域的专业知识和技能有效地整合起来，为科学家们提供了创新的思路和方法，推动了新药研发的进步。

12.2.3 政策与资金的支持

在新药研发的征程中,政府、企业和慈善机构的支持与投入为新药研发提供了强大的后盾,推动了新药研发的进步与创新。

(1)政策支持和资金投入的转机

政府政策的支持:政府在新药研发领域的政策支持,为科学家们提供了重要的政策保障和资金支持。政府通过制定优惠税收政策、加大科研经费投入等措施,鼓励企业和科研机构加大对新药研发的投入,并提供相应的政策支持和激励措施。

企业资金的投入:企业在新药研发领域的资金投入,是推动新药研发的重要动力之一。企业通过增加研发投入、加强科技创新等方式,积极参与到新药研发的过程中,为科学家们提供了充足的资源和条件,推动了新药研发的进步与创新。

慈善机构的支持:慈善机构在新药研发领域的支持和投入,为科学家们提供了重要的资金支持和资源保障。慈善机构通过捐赠资金、设立科研基金等方式,支持科学家们开展基础研究和临床试验,推动新药研发的进展,为人类健康事业贡献了巨大的力量。

(2)政府、企业和慈善机构的角色和贡献

政府的角色和贡献:政府作为新药研发领域的重要监管者和政策制定者,发挥着重要的引导和支持作用。政府通过制定相关法律法规和政策措施,保障新药研发的合法权益,规范研发行为,促进新药研发的科学和有序发展。

企业的角色和贡献:企业作为新药研发的主体力量,发挥着重要的技术创新和资金支持作用。企业通过加大研发投入、提高研发效率等措施，积极参与到新药研发的过程中，推动新药研发的进步与创新，为人类健康事业贡献了巨大的力量。

慈善机构的角色和贡献：慈善机构作为社会的爱心组织，发挥着重要的资金支持和资源保障作用。慈善机构通过捐赠资金、设立科研基金等方式，支持科学家们开展基础研究和临床试验，推动新药研发的进展，为人类健康事业贡献了巨大的力量。

政策支持和资金投入是新药研发的重要保障和动力源泉，政府、企业和慈善机构的支持与投入，为科学家们提供了充足的资源和条件，推动了新药研发的进步与创新。在未来的发展中，我们有理由相信，政府、企业和慈善机构将继续发挥各自的作用和贡献，共同推动新药研发事业的蓬勃发展，为人类健康事业贡献更多的力量。

小结　　挑战与希望并存

新药研发，作为医药科学领域的尖端探索，不仅承载着人类对抗疾病的希望，也面临着前所未有的挑战与困境。

新药研发的初期阶段便遭遇了巨大的挑战。药物发现过程需要科学家们在数以亿计的化合物中筛选出具有潜在药效的候选分子，即便找到了有希望的候选药物，接下来的临床前研究也是一道难关。在这一阶段，研究人员需要对药物的安全性、有效性及药代动力学特性进行全面评估，任何一项指标的不达标都可能导致项目夭折。

然而，在困境中往往也孕育着机遇。近年来，生物技术的飞速发展，如基因编辑、人工智能等先进技术的应用，为新药研发开辟了新的路径。这些技术不仅提高了药物发现的效率，还使得个性化医疗和精准医疗成为可能。同时，全球范围内对医药创新的重视也促使政府和企业加大了对新药研发的投入，为新药研发提供了更为宽松的政策环境和资金支持。

此外，国际合作的加强也为新药研发带来了新的转机。面对全球性的健康挑战，如癌症、传染病等，国际间的合作研发成为趋势。通过共享资源、技术和经验，各国科学家能够更快地推动新药研发进程，共同应对人类健康威胁。这种跨国界的合作模式不仅加速了新药的问世，还促进了医药科技的全球交流与进步。

新药研发之路虽然挑战重重，但困境之中蕴含着转机与希望。随着科技的进步、政策的优化以及国际合作的深化，新药研发的未来无疑将更加光明。

第 13 章
从"罕见病"到"常见病"的新药突破

13.1 罕见病患者的福音

13.1.1 罕见病的挑战

"孤儿药"的研发对于罕见病患者来说,不仅增加了治疗疾病的手段,更是他们重新获得生活希望的源泉。

13.1.2 罕见病的希望

(1)治愈的希望

① "星光"般的基因疗法。在罕见病的世界里,基因疗法就像是一颗颗闪耀的星星,它们点亮了治疗的道路。比如,在血友病这一罕见遗传性疾病的治疗上,基因疗法就取得了突破性的进展。

血友病是一种由于凝血因子缺乏而导致的出血性疾病,患者常常需要频繁输血或注射凝血因子来维持生命。然而,随着基因编辑技术的发展,科学家们成功地通过基因疗法为血友病患者带来了新的治疗选择。他们利用 CRISPR-Cas9 技术,将正常的凝血因子基因导入患者的体内,从而实现了对疾病的根治。

就像是一个个微小的"星光",这些基因疗法照亮了血友病患者的生活。他们不再需要频繁地输血或注射凝血因子,生活质量得到了极大的提高。他们的脸上洋溢着幸福的笑容,那是对新生活的期待与憧憬。

②"魔法药水"的治愈力量。除了基因疗法外,新药研发还涌现出了许多具有神奇疗效的药物。这些"魔法药水"就像是一把把神奇的钥匙,能够打开罕见病患者康复的大门。

以脊髓性肌萎缩症(SMA)为例,这是一种由SMN1基因突变引起的罕见遗传性疾病。患者常常会出现肌肉无力和萎缩的症状,严重影响生活质量。然而,随着新药研发的突破,一款名为"Spinraza"的药物为SMA患者带来了希望。

Spinraza是一种反义寡核苷酸药物,它能够增加SMN蛋白的表达量,从而改善患者的症状。就像是一瓶神奇的"魔法药水",Spinraza让许多SMA患者重新站了起来。他们能够自由地行走、奔跑甚至跳舞,享受着久违的快乐与自由。

(2)改善生活质量的希望

新药研发的突破不仅为罕见病患者带来了新的治疗选择,更重要的是,它显著改善了患者的生活质量和预后。

①生活质量的飞跃。对于罕见病患者来说,新药研发带来的最大福音就是生活质量的提升。以戈谢病(Gaucher's disease)为例,这是一种由葡糖脑苷脂酶基因突变引起的罕见遗传性疾病。患者常常会出现脾大、肝大、骨骼病变等症状,严重影响生活质量。

然而，随着新药研发的突破，一款名为"Imiglucerase"的药物为戈谢病患者带来了希望。这款药物能够替代患者体内缺乏的葡糖脑苷脂酶，从而改善患者的症状。随着治疗的进行，患者的脾和肝逐渐缩小，骨骼病变也得到了缓解。他们的生活质量得到了极大的提高，重新找回了生活的乐趣与意义。

②预后的显著改善。新药研发的突破不仅提升了罕见病患者的生活质量，还显著改善了他们的预后。以法布里病（Fabry disease）为例，这是一种由 α-半乳糖苷酶A基因突变引起的罕见遗传性疾病。患者常常会出现疼痛、肾功能损害等症状，严重影响预后。

然而，随着新药研发的突破，一款名为"agalsidase alfa"的药物为法布里病患者带来了希望。这款药物能够替代患者体内缺乏的 α-半乳糖苷酶A，从而改善患者的症状并延缓疾病的进展。随着治疗的进行，患者的疼痛得到了缓解，肾功能也得到了改善。他们的预后得到了显著的改善，重新找回了生命的希望与信心。

（3）生命的希望

过去，罕见病患者往往面临着治疗选择有限的困境，他们的生活被病痛所笼罩，生活质量严重下降。然而，随着新药研发的快速发展，越来越多的罕见病得到了有效的治疗。

新药研发为罕见病患者带来的福音，不仅仅体现在症状的缓解上，更在于它们为患者带来的心理安慰和生命希望。这些新药让患者重新看到了生命的可能性，让他们有勇气面对未来的挑战。

13.2 常见病的得力助手

新药如何成为我们对抗常见病的得力助手？

让我们先看看感冒这个"小恶魔"。每到季节交替，它总是悄无声息地袭来，让我们鼻塞、喉咙痛，甚至发烧。但现在，有了新药这个"超人"，情况就不同了。比如近年来研发的一种新型抗病毒药物，它就像是一面坚固的盾牌，能够有效阻断病毒的复制，让我们在感冒病毒面前不再那么脆弱。

还有高血压这个"隐形杀手"。它悄无声息地升高我们的血压，给我们的心血管系统带来巨大压力。但现在，有了新药这个"神射手"，我们可以更精准地控制血压。一种新型降压药物，就像是精准的箭矢，直击高血压的"心脏"，让我们的血压稳稳地保持在健康水平。

除了这些，新药还在很多常见病治疗中发挥了重要作用。比如在糖尿病治疗中，新药就像是智慧的导航仪，帮助我们更精确地调节血糖水平；在抑郁症治疗中，新药如同温暖的阳光，驱散我们心中的阴霾。

近年来有一种新型抗抑郁药物，它能够通过调节大脑中的神经递质，显著改善抑郁症状。这就像是为抑郁症患者打开了一扇窗，让阳光照进他们的生活。

新药的开发和应用，不仅提高了疾病的治疗效果，还为我们带来了更多的治疗选择。

13.2.1 常见病的治疗困境

在日常生活中，常见病就像那些经常造访的不速之客，给我们带来种种困扰。传统的治疗方法虽然屡试不爽，但随着时间的推移，也暴露出不少困境和挑战。

想象一下，当我们拿起一把钥匙去开锁，却发现锁孔已经因为岁月的侵蚀而变形，钥匙无法顺利插入。这就是目前常见病治疗面临的第一个大问题——耐药性。病菌和病毒就像是那些不断进化的锁，而我们的药物就像是手中的钥匙。随着时间的推移，这些"锁"发生了变化，传统的"钥匙"就不再适用了。比如，我们常常听到的"超级细菌"，就是对多种抗生素产生了耐药性的细菌。它们就像是锁中的怪兽，不再畏惧我们手中的任何一把钥匙。

除了耐药性，传统药物的副作用也是一大难题。有时，治疗一种疾病的药物可能会引发其他的问题，就像是打开了一个潘多拉魔盒，释放出更多的困扰。比如，某些抗癌药物在杀灭癌细胞的同时，也会对患者的正常细胞造成不小的伤害，导致患者身体虚弱，甚至影响生活质量。

面对这些困境，新药研发显得尤为重要。新药就像是科学家们精心打造的"魔法钥匙"，不仅能够适应那些已经"变形"的锁，还能更精准地打击目标，减少不必要的伤害。

13.2.2 困境中的明灯

比如由罗氏制药和哈佛大学的研究人员开发的 Osurabalpin，这是一种栓系大环肽，能够有效对抗超级耐药菌碳青霉烯类耐药鲍曼不动杆菌（CRAB）。由伊利诺伊大学厄巴纳-香槟分校的研究团队开发的 Lolamicin，这种新型抗生素专杀革兰氏阴性病原菌，对革兰氏阴性共生菌没有损害。由日本北海道大学市川聪教授领导的团队开发的 Sphaerimicin，这种类似球霉素的抗菌化合物能阻断细菌中 MraY 蛋白质的功能，从而抑制多重耐药细菌。还有由 James Collins 教授团队利用人工智能技术发现的 Halicin，这种抗生素在结构上与传统抗生素不同，能够高效杀死超级耐药菌。这些新型抗生素的研发为应对日益严重的抗生素耐药问题提供了新的希望。

在抗癌领域，新药研发同样取得了令人瞩目的成果。例如，艾伏尼布（TIBSOVO）通过其独特的作用机制，更加精准地打击肿瘤细胞，减少了对正常细胞的伤害。ADC（抗体药物偶联物）技术结合了单克隆抗体的高靶向性和细胞毒素的强效杀伤能力，最大限度地减少对健康细胞的伤害。另外，CAR-NK 细胞疗法也展示了在识别和攻击癌细胞方面的高精度，能够准确识别表达目标抗原的癌变细胞和非癌变细胞。DNA 四面体纳米结构（DTNS）也被用于精确识别癌细胞，并通过 micro RNA 沉默诱导癌症治疗，进一步提高了治疗的特异性，能够精确地识别并攻击癌细胞，而对正常细胞的伤害则大幅减少。这就像是拥有了一面坚固的盾牌，既能抵御外敌，又能保护自己的安全。

除了上述新药，还有更多创新药物正在研发中，它们或将改变我们对常见病的治疗方式。这些新药就像是照亮黑暗的明灯，为我们指明了前行的方向。

小结　新药研发助力攻克罕见病和常见病

新药研发就像是一股清新的风,吹散了常见病治疗中的迷雾和困境。从靶向药物到免疫疗法,从个性化治疗到精准医疗,新药研发正在不断推动着医学的进步和发展。

对于罕见病患者而言,新药研发意味着生命的延续和新的生活机会。许多罕见病由于患者数量相对较少,市场需求不大,因此长期缺乏有效的治疗方法。然而,随着新药研发的不断深入,越来越多的罕见病药物问世,这些患者终于看到了希望的曙光。这些药物不仅能够缓解他们的症状,提高生活质量,甚至有可能延长他们的生命。

而对于常见病的治疗,新药研发同样展现出了其巨大的潜力。在过去,许多常见病的治疗手段相对单一,且长期存在副作用大、效果不佳等问题。然而,随着新药的不断涌现,这些问题正逐步得到解决。新的药物不仅疗效更佳,而且副作用更小,为患者提供了更多的选择。

这些新药物的作用机制各异,有的能够更精准地针对病因进行治疗,有的则能够显著提高患者的舒适度。这些药物的出现,不仅丰富了治疗手段的多样性,也为患者提供了个性化的治疗方案。更重要的是,它们为那些对传统治疗方法无效或效果不佳的患者提供了新的可能。

第 14 章
新药与精准医疗的浪漫邂逅

在医药的世界里，精准医疗就像是精准的导航仪，引导我们找到每颗星星的独特光芒。当新药遇上精准医疗，它们的邂逅，就像是一场精心编排的浪漫交响曲，奏响了人类健康的新乐章。

14.1 精准医疗：新时代的"私人定制"

在这个新时代，精准医疗正以其独特的魅力，引领着医学的潮流。它不再满足于传统的"一刀切"治疗方式，而是根据每个人的基因、生活环境和生活习惯，提供个性化的治疗方案。就像是为每位患者量身定制了一套专属的医疗方案，既贴心又高效。

"靶向治疗"就是精准医疗手段的优秀代表。以肺癌为例，某些肺癌患者存在特定的基因突变，如 EGFR 基因突变。针对这种突变，科学家们研发出了特定的靶向药物，如吉非替尼和厄洛替尼。这些药物能够像智能导弹一样，精确地寻找到带有 EGFR 突变的癌细胞并摧毁它们。与传统的化疗相比，靶向治疗不仅疗效更佳，而且副作用明显减少，让患者在治疗过程中减轻痛苦，提高生活质量。

不仅如此，精准医疗还在疾病预防和早期诊断中发挥着重要作用。

通过基因检测,我们可以预测个体对某些疾病的易感性,从而采取相应的预防措施。这就像是为每个人量身定制了一份健康指南,帮助我们更好地了解自己的身体状况,防患于未然。

精准医疗与新药的结合,更是为患者打开了一扇全新的治疗之窗。随着基因组学、蛋白质组学等技术的飞速发展,我们可以根据患者的个体差异,研发出更加精准、高效的新药。这就像是为每位患者定制了一把专属的"医疗钥匙",能够更精确地解锁疾病的秘密,让患者重获健康。

举个例子,假设有两位肺癌患者,他们虽然都患有同一种疾病,但由于基因和生活环境的不同,他们对药物的反应也会有所不同。在精准医疗的指导下,医生可以通过基因检测,为每位患者选择最适合他们的药物和治疗方案。这就像是为每位患者配备了一位私人医生,能够根据他们的具体情况,量身定制出最佳的治疗路径。

除了治疗方案的个性化,精准医疗还在预防保健方面发挥着巨大作用。通过对基因检测和生活习惯的分析,我们可以预测个体对某些疾病的易感性,从而提前采取措施进行预防。这就像是在疾病来临之前,私人医生已经为你筑起了一道坚固的防线,让你能够远离疾病的困扰。

在这个信息爆炸的时代,精准医疗与新药的结合无疑为我们提供了更多的选择和可能性。它们之间的浪漫邂逅,不仅仅是科技的碰撞,更是对人类健康事业的深情献礼。

14.2 新药如何"瞄准"病灶

想象一下，如果药物能够像导弹一样，精确地找到并摧毁病灶，那会是怎样一种场景？

靶向治疗，顾名思义，就是针对特定的目标进行治疗。这里的"目标"，就是我们常说的病灶。与传统化疗药物的"地毯式轰炸"不同，靶向药物更像是"精准打击"的特种部队。它们能够识别出肿瘤细胞上特有的标记物，比如某些特定的蛋白质或者基因变异，然后与之结合，从而发挥出强大的治疗作用。

那么，靶向药物是如何做到这一点的呢？这背后离不开科学家们的精心设计和生物技术的飞速发展。通过深入研究肿瘤细胞的生物学特性，科学家们发现了许多肿瘤细胞表面特有的分子标记。这些标记就像是肿瘤细胞的"身份证"，让靶向药物能够准确地识别出它们。

一旦识别成功，靶向药物就会像锁定了目标的导弹一样，紧紧地结合在肿瘤细胞上。接着，它们会发挥出强大的药理作用，破坏肿瘤细胞的生长和繁殖能力，甚至直接诱导其凋亡。这种精准打击的方式，不仅提高了治疗效果，还大大减少了药物对正常细胞的毒副作用。

举个例子来说，赫赛汀（Herceptin）就是一种著名的靶向治疗药物。它针对的是乳腺癌细胞中过度表达的 HER2 受体。赫赛汀能够像钥匙一样，精确地插入 HER2 受体的"锁孔"中，从而阻断肿瘤细胞的生长信号，达到治疗乳腺癌的目的。这种药物的出现，让无数乳腺癌患者看到了生的希望。

靶向治疗的神奇魔力,不仅仅体现在它对肿瘤细胞的精准打击上,更在于它给癌症治疗带来的革命性变化。传统的化疗方式往往"杀敌一千,自损八百",让患者在治疗过程中承受着巨大的痛苦。而靶向治疗则像是一位高明的剑客,出剑必中敌人要害,同时又最大限度地保护了正常细胞。

当然,靶向治疗也并非万能。不同种类的癌症,甚至同一种癌症的不同患者之间,都可能存在着巨大的生物学差异。这就要求科学家们在研发靶向药物时,必须做到"因材施教",针对每个患者的具体情况进行个性化治疗。这也是未来医学发展的重要方向之一。

靶向治疗并不仅仅局限于癌症领域。随着生物技术的飞速发展,越来越多的疾病都有望通过靶向治疗找到新的解决方案。比如,在自身免疫性疾病、心血管疾病以及神经退行性疾病等领域,靶向治疗都已经展现出了巨大的潜力。

然而,尽管靶向治疗取得了显著的成果,我们仍然不能忽视它面临的挑战和局限性。首先,不是所有的患者都适合接受靶向治疗。因为每个人的基因和生理状况都是独一无二的,所以并不是所有人都会对靶向药物产生响应。其次,靶向治疗药物的研发和生产成本往往非常高昂,这使得一些患者可能无法承担治疗费用。此外,长期使用靶向药物也可能导致耐药性问题的出现,从而降低治疗效果。

为了解决这些问题,科学家们正在不断努力探索新的治疗策略和技术。例如,通过结合免疫治疗、基因编辑等前沿技术,我们有望开发出更加高效、个性化的靶向治疗方案。同时,政府、企业和社会各界也需要共同努力,降低靶向治疗药物的成本,让更多的患者能够受益于这种先进的治疗方式。

14.3 精准医疗助力新药研发

如今精准医疗在临床试验中发挥着越来越重要的作用。传统的临床试验往往是对所有参与者使用相同的药物和治疗方案,然而,由于每个人的生理和病理特征都有所不同,因此这种方法并不总是有效。而精准医疗则能够根据个体的基因型和表现型,为每位患者选择最合适的药物和治疗方案,从而提高临床试验的效率和成功率。

不仅如此,精准医疗还有助于科学家们更深入地理解疾病的本质,发现新的疾病相关基因和通路,为新药研发提供有力的支持。通过利用先进的基因测序技术、大数据分析等手段,深入挖掘患者的遗传信息和疾病特征,从而为新药研发提供更为精准的目标和方向。

近年来备受关注的免疫治疗领域,就得益于精准医疗的助力。通过对患者肿瘤组织进行基因检测,科学家能够发现特定的肿瘤相关抗原,进而研发出针对这些抗原的免疫疗法。

除了免疫治疗,精准医疗还在其他多个领域展现出了强大的助力。比如在罕见病药物的研发中,精准医疗能够帮助科学家快速定位致病基因,从而加速药物的研发进程。又比如在抗癌药物的研发中,精准医疗可以预测患者对药物的反应,为临床试验提供更加精准的患者分层,提高试验的效率和成功率。

当然,精准医疗不仅仅局限于新药研发领域。它还在疾病预防、诊断和治疗等多个环节发挥着重要作用。比如通过基因检测预测个体对某些疾病的易感性，从而采取针对性的预防措施；又比如，在诊断过程中，利用精准医疗技术对疾病进行早期发现和准确分型；再比如，在治疗过程中，根据患者的遗传信息和疾病特征制订个性化的治疗方案。这些应用都充分体现了精准医疗在医疗领域的广泛影响力和巨大潜力。

小结　　新药个性化医疗的新纪元

新药与精准医疗的浪漫邂逅，不仅是一次科技与医学的深度融合，更是人类对抗疾病策略的一次根本性转变，它预示着一个更加个性化、高效化的医疗时代的到来——精准医疗：新时代的"私人定制"。

精准医疗，这一概念如同其名字一般，强调的是针对个体的差异性，提供量身定做的治疗方案。传统医疗模式下，疾病的治疗往往遵循"一刀切"的原则，而精准医疗则倡导通过分析个体的遗传信息、生活环境、生活习惯等多方面因素，精确识别疾病的分子基础，从而实现对疾病更加精准的预防、诊断和治疗。这就像是为每位患者打造了一把独一无二的钥匙，用以打开通往健康的大门，真正实现了医疗的"私人定制"。

在这场变革中，新药的角色至关重要，尤其是那些能够"瞄准"病灶的药物。以往，药物研发多基于广泛人群的平均效应，而精准医疗背景下的新药研发，则更加注重药物的靶向性。科学家利用高通量测序、生物信息学等先进技术，深入探索疾病的分子机制，发现特定的疾病相关基因或蛋白靶点，进而设计出能够特异性作用于这些靶点的药物。这类新药如同精准制导的武器，直击病灶，减少对正常组织的伤害，提高治疗效果，降低副作用，实现了对疾病的"精准打击"。

精准医疗不仅为患者带来了更加个性化的治疗选择，也为新药的研发开辟了全新的路径。在传统的药物研发过程中，从化合物的筛选到临床试验，往往需要耗费大量时间和资源，且成功率不高。而精准医疗的助力，使得新药研发能够更加聚焦于具有明确生物学标志物的患者群体，通过小规模的临床试验，即可快速验证药物的疗效和安全性，大大缩短了新药上市的周期，降低了研发成本，提高了研发效率。这种以患者为中心，基于疾病分子特征的新药研发模式，正逐步成为未来医药创新的主流方向。

更重要的是，新药与精准医疗的结合，为那些以往难以治疗或缺乏有效治疗手段的罕见病患者带来了希望。由于罕见病通常涉及特定的遗传变异，精准医疗的策略能够针对这些变异开发特效药物，使得这些患者也能获得针对性的治疗，实现生命的奇迹。

新药与精准医疗的浪漫邂逅，不仅代表着医学科技的进步，更是人类对抗疾病理念的一次飞跃。它让医疗变得更加精准、高效、人性化，开启了个性化医疗的新纪元。

第 15 章
新药研发的"国际大舞台"

在这个全球化的时代,新药研发已经不再是一个国家或一个团队的"独角戏",而是全球科研力量携手合作的"交响乐"。在这个国际大舞台上,各国科研人员如同接力赛的运动员,紧密配合,共同为人类的健康事业贡献力量。

15.1 全球携手,共克时艰

面对全球性的健康挑战,任何一个国家都无法独善其身。正是在这样的背景下,新药研发的国际合作显得尤为重要。不同国家在新药研发中展开了一场跨国界的"新药接力赛",共同为攻克疾病难关而努力。

在这场接力赛中,每个国家都扮演着重要的角色。美国以其雄厚的科研实力和创新能力,常常在新药研发的起跑线上领先一步;欧洲国家则以其严谨的科学态度和精湛的制药工艺,稳稳地接过接力棒,推动新药研发向前发展;而亚洲国家如中国、印度等,凭借其丰富的人才资源和市场潜力,正在逐渐成为新药研发的新兴力量。

比如,华东师范大学与复旦大学科研团队共同研发了一种针对恶性肿瘤患者主要并发症的小分子原创新药,并与美国生物制药公司 Supercede Therapeutics 达成了总额为 1 亿美元的全球权益合作。还有君实生物的特瑞普利单抗在 2023 年实现了对外许可(License-out),成为国产创新药出海的一个典型案例。

通过跨国界的合作与交流,各国科研人员能够共享资源、互通有无,共同推动新药研发事业的发展。在这场新药接力赛中,每个国家都是不可或缺的一员。他们通过紧密的合作与协调,共同攻克了一个又一个科学难题,为人类的健康事业做出了巨大贡献。

而这场接力赛的意义远不止于此。它不仅仅是一次科研的合作,更是一次文化的交流与融合。在这个过程中,各国科研人员相互学习、相互借鉴,共同提高了新药研发的整体水平。这种跨国界的合作模式,不仅加速了新药的研发进程,还为全球患者带来了更多的希望和福音。

15.2 文化交流的"新药派对"

在新药研发的道路上,文化交流的重要性不言而喻。不同文化背景下的科研人员,他们的思维方式、研究方法和创新理念都独具特色。这种文化的多样性为新药研发注入了源源不断的创新活力。

首先,我们来探讨一下西方文化对新药研发的影响。西方文化以其开放性和实证精神著称,这在新药研发中得到了充分体现。西方科研人员注重实验数据的收集和分析,他们善于运用先进的科学技术手段,对新药进行精确的筛选和评估。这种严谨的科学态度和方法,确保了新药研发的有效性和安全性。

与此同时,东方文化也为新药研发带来了独特的视角。东方文化强调整体观念和平衡思想,这在中医药文化中得到了淋漓尽致的体现。中医药文化历史悠久,积累了丰富的治疗经验和理论知识。在现代新药研发中,许多科研人员正尝试将中医药的精髓与现代医学相结合,开发出更具疗效和安全性的新药。这种融合东西方文化的创新尝试,为新药研发开辟了新的道路。

除了东西方文化的交融,不同国家和地区间的文化交流也在新药研发中发挥着重要作用。每个国家和地区都有其独特的文化背景和科研优势,通过文化交流,各国科研人员可以相互学习、取长补短,共同推动新药研发事业的发展。

在这场"新药派对"上,各国科研人员如同不同的乐手,携带着各自独特的乐器和曲目,共同演绎一场创新的交响乐。他们分享着各自的研究成果和创新思维,相互碰撞、相互启发,激发出前所未有的创新火花。

当然,在这场"新药派对"上,我们也需要注意到文化差异可能带来的挑战。不同文化背景下的科研人员可能存在着沟通障碍和理念冲突。因此,我们需要加强跨文化培训与交流,提高科研人员的文化素养和沟通能力,以确保文化交流的顺利进行。

随着全球化的不断深入和科技的不断进步,文化交流在新药研发中的作用将更加凸显。我们应该积极拥抱多元文化,加强国际合作与交流,共同推动新药研发事业的繁荣发展。

文化交流让新药研发更加丰富多彩、充满创意。通过融合不同文化背景下的科研力量和创新思维，我们可以共同攻克科学难题、开发出更具疗效和安全性的新药。

15.3 跨国公司的"新药盛宴"

在全球化的浪潮下，新药研发领域正上演着一场跨国公司的"新药盛宴"。这场盛宴汇聚了世界各地的医药行业巨头，他们携手合作，共同烹饪出一道道令人瞩目的新药佳肴。

在这场新药盛宴中，跨国公司的合作案例层出不穷，他们如同厨艺高超的大厨，将各自的独门绝技融合在一起，创造出令人惊叹的新药成果。

以辉瑞制药和默克公司的一次合作为例，这两大医药巨头联手研发了一款针对特定癌症的创新药物，就像两位大厨联手打造一道精美佳肴，他们共同投入了大量的研发资源和科技力量。经过长时间的努力，这款新药终于面世，并在临床试验中取得了显著疗效。这一合作成果不仅为患者带来了新的治疗选择，也展示了跨国公司在新药研发中的强大实力。

除了辉瑞和默克的合作外，还有许多其他跨国公司也在新药研发领域展开了紧密的合作。他们如同盛宴中的舞者，相互配合，共同演绎出一场精彩绝伦的舞蹈。这些合作不仅推动了新药研发的进程，也为全球患者带来了更多的福音。

在这场新药盛宴中，我们不仅品尝到了新药研发的甜美果实，还感受到了跨国公司合作的巨大潜力。他们的联手如同盛宴中的美酒佳肴，让人回味无穷。

这些跨国公司的合作，不仅仅是技术和资源的简单叠加，更是一种创新和协同的力量。他们共同面对挑战，共同攻克难题，为新药研发注入了强大的动力。这种合作模式不仅提高了新药的研发效率，还降低了研发风险，让新药更快地走向市场，惠及更多的患者。

当然，这场新药盛宴也并非一帆风顺。跨国公司在合作过程中也面临着诸多挑战，如文化差异、知识产权纠纷等。然而，正是这些挑战激发了他们更强烈的合作意愿和创新精神。他们如同勇敢的航海家，在波涛汹涌的大海中携手前行，共同探索新药研发的未知领域。

除了已经取得的成果外，跨国公司在未来的新药研发中还将继续发挥重要作用。随着科技的进步和全球健康挑战的不断变化，新药研发的需求也日益迫切。跨国公司凭借其雄厚的实力和丰富的经验，将继续引领新药研发的发展方向，为全球患者带来更多的希望和福音。

小结　　新药国际合作的未来蓝图

在国际医药舞台上，新药研发正迈入一个全新的时代。这个时代以国际合作为鲜明特征，各国科研人员和医药企业如同探险家一般，携手并进，在未知的医药领域中探索新药的奥秘，共同绘制着未来的医药蓝图。

实际上，我们已经看到了一些国际合作在新药研发中取得的显著成果。例如，近年来，多个国际科研团队联合开展针对新冠病毒的药物研发项目。这些团队通过共享数据、协作研究和分工合作，大大加速了新药的研发进程。这种跨国界的合作模式，不仅提高了研发效率，还使得新药能够更快地应用于临床，惠及全球患者。

随着精准医疗、基因编辑等前沿技术的不断发展，未来的新药研发将更加依赖于全球范围内的数据共享和技术合作。通过国际合作，我们可以共同攻克一些难以攻克的疾病，为患者提供更多有效的治疗选择。

国际合作还将促进新药研发的创新和多元化。不同国家和地区的科研人员具有不同的专业背景和研究方向，他们的合作将带来更多元化的研发思路和解决方案。这种多元化的创新环境，有助于我们发现更多潜在的药物靶点和治疗策略，从而推动新药研发事业的持续发展。

当然，国际合作在新药研发中也面临着一些挑战，如知识产权保护、文化差异等。然而，这些挑战并不能阻挡我们携手并进的步伐。相反，它们将激发我们更加积极地寻求合作与共赢的解决方案，共同推动新药研发事业的繁荣发展。

第 16 章
新药研发的"启示录"

16.1 不断创新的"科研精神"

新药研发是一场没有终点的马拉松,每一步都需要科研人员不懈的追求和探索。这种追求,不仅仅是对新知识的渴望,更是对人类健康福祉的执着。

以近年来备受瞩目的抗癌药物研发为例,科研人员通过不懈努力,成功发现了针对特定基因突变的靶向药物。这些药物如同精准的导弹,能够直击癌细胞,减少对正常细胞的伤害。这一重大突破,正是源于科研人员对科研精神的坚守和追求。再比如,针对新冠病毒的药物研发,在全球科研人员的共同努力下,短时间内便取得了显著成果。新冠病毒疫苗的迅速问世,更是彰显了科研精神在应对全球公共卫生事件中的重要作用。这些成果的背后,是无数科研人员夜以继日的奋斗和无数次的失败与尝试。

科研精神不仅体现在对新知识的探索上,更体现在面对困难和挑战时的坚持与不懈。在新药研发的道路上,每一次失败都是一次学习的机会,每一次成功都是对人类健康的巨大贡献。正是这种永远追求更好的自己的精神,推动着新药研发不断向前发展。

科研精神不仅是对个人能力的挑战,更是对人类智慧的挑战。在新药研发的道路上,每一个微小的进步都凝聚着无数科研人员的汗水和智慧。这种精神不仅推动着医药科技的进步,更在无形中提升着人类社会的健康水平。

在这个信息爆炸的时代,新药研发领域的每一项成果都可能在短时间内传遍全球。因此,科研人员需要具备前瞻性的视野和创新性的思维,以应对日新月异的科技变革。同时,他们还需要具备跨学科合作的能力,因为新药研发往往涉及多个学科领域的知识和技术。

当我们回顾新药研发的历史时,会发现许多里程碑式的成果都源于科研人员的不断探索和创新。从青霉素的发现到基因编辑技术的应用,再到现代靶向药物的研发,每一步都凝聚着科研人员的智慧和努力。这些成果不仅改变了医药领域的发展轨迹,更对人类健康事业产生了深远的影响。

科研精神是新药研发的驱动力,它让我们不断追求创新和进步。在这个充满挑战与机遇的时代,我们需要更多的科研人员秉持这种精神,为人类的健康事业贡献自己的力量。同时,我们也应该珍视并尊重他们的努力与付出,因为正是他们的不懈努力,推动着医药科技的不断前行。

科研精神是新药研发不可或缺的灵魂。它激励着我们不断探索、创新,追求卓越,为人类健康事业贡献自己的力量。

16.2 团队协作的"力量源泉"

在新药研发的征途上，团队协作是那不可或缺的力量源泉。正如一滴水容易干涸，而汇入大海则能永恒流淌，一个科研者或许能独自探索，但一个团队却能走得更远。

团队协作，就像是将一颗颗璀璨的星星汇聚成璀璨的银河，每个人的光芒都在这个集体中得以放大。在新药研发领域，这种协作的力量更是被体现得淋漓尽致。想象一下，当生物学家、化学家、药理学家、临床医生等各路专家齐聚一堂，他们各自的专业知识如同一块块拼图，只有紧密协作，才能拼凑出完整的画卷。

这种协作的好处是显而易见的。首先，它提高了工作效率。在团队中，每个成员都可以专注于自己的专长领域，避免了单打独斗时的重复劳动和时间浪费。就像一支足球队，每个球员都有自己明确的位置和职责，共同为了胜利而努力。

其次，团队协作促进了知识共享和创新思维的碰撞。在团队讨论中，不同背景的成员相互启发，往往能激发出新的研究思路和方法。这种跨学科的交流，就像是将不同的颜料混合在一起，创造出更加丰富多样的色彩。

更重要的是，团队协作能够增强应对挑战的能力。在新药研发过程中，难免会遇到各种预料之外的困难和问题。而一个团结的团队，能够迅速集结智慧和力量，共同寻找解决方案。这种集体的智慧和力量，就像是一道坚不可摧的屏障，让团队在面对困难时更加坚强和有力。

此外，团队协作还带来了资源共享的优势。在新药研发过程中，实验设备、资金和数据等资源都是宝贵的。一个团队内部可以实现资源的合理配置和高效利用，避免资源浪费和重复建设。这种资源共享不仅提高了研究效率，还降低了成本，使得整个研发过程更加经济、高效。除了硬资源的共享，团队协作还能促进软资源的交流，如经验、技巧和知识等。团队成员间的互相学习和借鉴，使得整个团队的能力水平得以提升。这种无形的资源共享，往往能为新药研发带来意想不到的突破和创新。

在团队协作中，领导者的角色也至关重要。一个优秀的团队领导者能够明确团队目标，激发团队成员的积极性和创造力，还能在团队出现分歧时及时调解和引导。他们如同航海家一样，引领着团队在新药研发的海洋中乘风破浪，勇往直前。

团队协作是新药研发中不可或缺的重要因素。它汇聚了众人的智慧和力量，让我们在面对未知和挑战时更加坚强和有力。

16.3 患者为中心的"人文关怀"

如今"人文关怀"这一理念正逐渐渗透到医药领域的每一个角落，尤其是在新药研发领域，以患者为中心的思想已经成为推动创新的重要动力。那么如何让新药更"懂"患者，如何在研发过程中贯穿人文关怀的精神呢？

在新药研发的过程中，患者的需求应该被放在首位。这就像是在制作一件合身的衣服，需要量体裁衣，考虑到每个人的身材特点和穿着习惯。新药研发也是如此，它必须贴合患者的实际情况，解决他们最迫切的问题。

患者不仅需要药物治疗，更需要理解和关怀。因此，让新药"更懂"患者，就是要从患者的角度出发，去理解他们的痛苦，去满足他们的需求。例如，在研发一款针对癌症的新药时，科学家们不仅要考虑药物的疗效，还要考虑患者的生活质量，如何减少副作用，如何让患者在治疗过程中感受到更多的关怀和温暖。

针对罕见病的新药研发，也是人文关怀的重要体现。罕见病患者往往面临着更大的治疗挑战和心理压力。因此，在新药研发过程中，科学家们需要更加深入地了解他们的需求，为他们量身定制治疗方案。这就像是为每一位患者打造一把专属的钥匙，能够精准地打开他们健康的"锁"。

当然，让新药更"懂"患者，并不是一件容易的事情。它需要我们不断地去探索、去创新。在这个过程中，每一位医药研发者都扮演着重要的角色。他们就像是勇敢的探险家，不畏艰难，勇往直前，为了患者的健康而不断努力。他们的每一次尝试，都可能为患者带来新的希望和可能。

研究人员不仅要关注患者的显性需求，更要学会倾听他们的"无声诉求"。这些诉求可能并不会直接以语言的形式表达出来，但它们却深藏在患者的日常生活、治疗经历和心理状态中。

比如一位癌症患者在接受化疗期间，不仅要面对疾病的折磨，还要承受化疗带来的各种副作用，如恶心、呕吐、脱发等。这些副作用不仅影响了患者的生理健康，更在心理上给他们带来了巨大的压力和痛苦。因此,当患者期待一种新药时,他们不仅仅是在期待一个能够治愈疾病的药物,更是在期待一个能够减轻痛苦、提高生活质量的治疗方案。

研究者们还需要关注患者在心理层面的需求。疾病不仅会给患者带来身体上的痛苦,更会在心理上造成巨大的压力和恐惧。因此,新药研发不仅要关注药物的疗效和安全性,还要考虑如何减轻患者的心理负担,帮助他们重建对生活的信心和希望。

与此同时,也要鼓励患者主动参与到新药研发的过程中来。他们的亲身体验和真实反馈是宝贵的资源,能够为我们提供第一手的数据和见解。通过患者参与,我们可以更加精准地把握他们的需求,研发出更加符合实际的新药。

16.4 新药研发的"未来展望"

16.4.1 新药研发的"未来展望"

可以说未来的新药研发就像是一座神奇的工厂,不断地生产出能够治愈各种疾病的神奇药丸。这些药丸不仅能够迅速缓解病痛,更能从根本上治愈疾病,让人们重新找回健康的生活。这不再是遥不可及的梦想,而是我们正在逐步实现的未来。

在这个未来展望中,我们将迎来个性化医疗的时代。就像裁缝为每个人量身定制衣服一样,新药研发也将能够根据每个人的基因、生活习惯和病情,为他们打造出专属的治疗方案。比如,通过基因检测,我们可以精确地了解一个人对哪些药物敏感,哪些药物可能产生副作用,从而为他们提供更加安全、有效的治疗。这不仅提高了治疗效果,还能减少不必要的药物试验和副作用,让患者更快地恢复健康。

除了个性化医疗,新药研发的未来还将更加注重药物的可持续性和环保性。在过去,一些药物的研发和使用过程中可能会对环境造成一定的影响。然而,在未来的新药研发中,我们将更加注重药物的环保性,努力减少对环境的负担。例如,研发可降解的药物载体,减少药物在环境中的残留;或者利用生物技术手段,开发出更加环保的药物生产方法。这样,我们不仅能够治愈疾病,还能保护我们赖以生存的地球家园。

在未来的新药研发中,跨界合作也将成为一种趋势。就像不同领域的艺术家共同创作一幅杰作一样,新药研发也将汇聚医学、生物学、化学、物理学等多个领域的精英,共同攻克疾病难题。这种跨界合作不仅能够带来更多的创新思路和方法,还能加速新药的研发进程,让更多的患者受益。比如,通过物理学的方法研究药物与细胞的相互作用,或者利用化学手段改进药物的稳定性和溶解性。这些跨界合作将为新药研发注入新的活力,推动医药科技的飞速发展。

在这个充满希望的未来里,我们还要特别关注罕见病和孤儿药的研发。罕见病患者往往面临着治疗难题和社会歧视,他们急需有效的治疗方法来改善生活质量。因此,新药研发将更加注重罕见病药物的研发和生产,为这些患者带去生命的曙光。同时,孤儿药(针对罕见病的药物)的研发也将得到更多的关注和支持,让更多的罕见病患者得到救治。这不仅体现了新药研发的人文关怀,也是社会进步和科技创新的重要体现。

当然，新药研发的未来展望还远不止于此。随着科技的不断发展，我们还可以期待更多的创新成果出现。比如，利用人工智能和大数据技术来预测药物疗效和副作用；开发新型药物传递系统，提高药物的靶向性和生物利用度；探索基因编辑和细胞疗法等前沿技术，为疾病治疗带来更多的可能性。这些创新技术将为新药研发带来革命性的变革，让人类健康事业迈向新的高度。

16.4.2 精准医疗的普及

精准医疗的核心理念在于"精准"，它要求医生像侦探一样，深入挖掘患者的生物信息，找出疾病的根源并精准打击。在新药研发中，精准医疗将发挥巨大作用。针对不同患者的特点进行定制化研发，从而提高药物的疗效和安全性。

精准医疗还将促进新药研发的创新和效率。在传统的药物研发过程中，往往需要经过大量的临床试验来验证药物的有效性和安全性。然而，借助精准医疗的技术手段，我们可以更准确地预测药物在特定患者群体中的效果，从而减少不必要的临床试验，加速药物的研发进程。

精准医疗的普及不仅将改变新药研发的方式，还将为患者带来实实在在的好处。首先，个性化治疗将大大提高治疗效果，让患者在更短的时间内恢复健康。其次，精准医疗有助于减少不必要的药物使用和副作用，降低患者的医疗负担。最后，精准医疗还将推动医疗资源的优化配置，让更多的患者享受到高质量的医疗服务。

16.4.3 跨学科合作的"新星"

跨学科合作的价值在于，它能够打破传统学科之间的壁垒，实现知识和技术的互补与融合。在新药研发中，这种合作方式可以让我们从多个角度审视问题，发现新的解决方案。比如，化学家可以提供丰富的化合物库和合成技术，生物学家可以深入剖析药物与生物体的相互作用机制，物理学家则可以运用先进的成像技术来观测药物在细胞内的行为，而计算机科学家则能通过机器学习和数据分析来预测药物的疗效和副作用。

这种跨学科的合作模式，不仅有助于我们更全面地理解药物的性质和作用机制，还能大大加速了新药的研发进程。在传统的研发模式下，新药从发现到上市往往需要数十年时间和巨额的资金投入。然而，在跨学科合作的推动下，我们可以更加高效地筛选出有潜力的药物候选者，减少不必要的临床试验和失败风险，从而缩短研发周期，降低研发成本。

除了推动新药研发的效率提升外，跨学科合作还能为我们带来更多意想不到的突破。当不同领域的专家齐聚一堂时，他们之间的思想碰撞和灵感激发往往能催生出全新的研究思路和方法。这些创新性的想法和解决方案，不仅有助于解决当前面临的医学难题，还可能引领整个医学领域的未来发展方向。

人工智能（AI）技术在新药研发中的应用也日益广泛。计算机科学家与医药专家紧密合作，利用 AI 算法对大量的药物化合物进行筛选和优化设计。通过这种方式，我们可以更快速地找到具有潜在疗效的化合物，为临床试验提供更多有价值的候选药物。这种跨学科的合作模式不仅提高了新药研发的效率和质量，还为医药行业的创新发展注入了新的活力。

在未来的新药研发中，跨学科合作将继续发挥着重要的作用。随着科技的进步和学科交叉的深入发展，我们有理由相信跨学科合作将为我们带来更多令人瞩目的成果和突破。

16.4.4　新药研发的"绿色革命"

随着 ESG 的话题被推上热门，新药研发领域正悄然兴起一场"绿色革命"。这场革命就像一股清新的春风，吹散了长期笼罩在制药行业上方的环境阴霾，为我们描绘出一幅健康与环保和谐共生的美好画卷。

在过去，新药研发往往伴随着对环境的沉重负担。大量的化学废料、能源消耗和不可再生资源的过度开采，都是这个行业难以回避的问题。然而，随着人们环保意识的觉醒，新药研发开始寻求一条更加绿色、可持续的发展道路。

这场"绿色革命"的首要任务，就是减少新药研发过程中的环境污染。想象一下，如果我们的实验室能够像一座生态花园，每一次实验产生的废弃物都将被高效处理，转化为对大自然无害的物质，那该多好！如今，这已不再是遥不可及的梦想。许多制药企业已经开始采用先进的废弃物处理技术，确保实验过程中产生的有害物质得到妥善处置。

除了废弃物处理，新药研发还在努力降低能源消耗。以往，实验室里那些昼夜不息的仪器设备，就像一群贪婪的"电老虎"，不断吞噬着宝贵的能源。而现在，随着节能技术的不断进步，这些"电老虎"正在被驯服。例如，一些实验室已经开始使用太阳能、风能等可再生能源来供电，不仅降低了能源消耗，还减少了碳排放，真可谓是一举两得！

当然，新药研发的"绿色革命"并不仅仅局限于实验室内部。在原材料的选择上，这场革命也展现出了其独特的智慧。以往，许多药物的生产都依赖于稀有的动植物资源，这不仅加剧了生物多样性的丧失，还使得药物成本居高不下。而现在，科学家们正努力寻找可持续的替代品，以确保新药研发既不会损害生态环境，又能满足人们对健康的需求。

此外，"绿色革命"还在推动新药研发向更加人性化的方向发展。我们知道，许多药物在临床试验阶段都需要使用大量的动物进行实验。这不仅引发了伦理上的争议，还对环境造成了一定的压力。而如今，随着技术的发展，越来越多的实验室开始采用体外实验、计算机模拟等替代方法，以减少对动物的依赖，实现更加人道和环保的研发过程。

这场新药研发的"绿色革命"并非一蹴而就。它需要我们每一个人的努力和持续推动。幸运的是，越来越多的科学家、企业和政府已经意识到了这一点，并开始积极投身于这场革命之中。

举个例子来说，近年来有一家名为"GreenPharm"的制药公司备受瞩目。该公司致力于研发绿色、环保的新药，并采用了一系列创新的环保措施。他们不仅建立了完善的废弃物处理系统，还大力推广可再生能源的使用。更值得一提的是，他们研发的一款新型抗癌药物，完全采用了植物提取物作为原料，既降低了成本，又减少了对环境的破坏。GreenPharm 的成功案例为整个制药行业树立了榜样，也让我们看到了新药研发"绿色革命"的无限可能。

新药研发的"绿色革命"不仅关乎我们的健康，更关乎我们赖以生存的地球家园。在这场革命中，每一个微小的改变都可能引发巨大的连锁反应，最终汇聚成一股强大的力量，推动整个行业向着更加绿色、可持续的方向发展。

在实验室设计中，环保理念正逐渐融入每一个角落。比如，实验室的照明系统现在多采用 LED 等低功耗灯具，它们不仅亮度足够，而且能够大幅降低能源消耗。此外，一些实验室还引入了智能控制系统，能够根据实际需要自动调节设备的工作状态，从而达到节能减排的目的。

除了硬件方面的改进，新药研发在软件方面也在进行着一场悄无声息的变革。如今，计算机辅助药物设计（CADD）技术日益成熟，它能够在计算机上模拟药物与生物体的相互作用，从而大大减少了实验室测试的需求。这种"干实验"的方法不仅提高了研发效率，还降低了对实验动物的依赖，进一步体现了环保和人道的精神。

值得一提的是，"绿色革命"还催生了一种全新的经济模式——循环经济。在这种模式下，制药企业开始注重资源的循环利用，将废弃物转化为有价值的资源。比如，一些企业利用废弃的药物原料或中间体，通过特定的化学反应，生产出新的有价值的产品。这种做法不仅减少了废弃物的排放，还为企业带来了额外的经济效益。

新药研发的"绿色革命"是一场涉及技术、伦理、经济等多个层面的复杂变革。它要求我们在追求科学进步的同时,也要对自然环境保持敬畏之心。只有这样,我们才能在保护环境的道路上越走越远,为子孙后代留下一个更加美好的家园。

这场"绿色革命"不仅仅是一次技术革新或经济转型,更是一次人类文明的升华。在这场革命中,我们学会了如何在满足自身需求的同时,与大自然和谐共生。

小结　　全球健康的"共同目标"

在这个休戚与共的世界里,全球健康已经成为我们共同关注的焦点。面对疾病和疫情的挑战,各国不再是孤军奋战,而是需要携手共进,共同创造一个更加健康的未来。新药研发,作为医学领域的重要一环,正日益显现出它对于全球健康目标的巨大推动作用。

如果全球的健康问题就像是一片茫茫大海上的巨浪,那么新药研发就是乘风破浪的坚实航船。这艘航船不仅需要先进的技术和智慧的舵手,更需要各国之间的紧密合作与协调。因为在这场与疾病的较量中,没有哪个国家能够独善其身,只有团结一心,我们才能抵达健康的彼岸。

全球健康作为新药研发的共同目标,不仅体现了人类对于生命健康的尊重与追求,更彰显了国际社会在公共卫生领域的共同责任感。面对全球性的健康挑战,我们已经深刻认识到,单凭一国之力是难以有效应对的。只有通过国际合作,共享科研资源、技术和经验,我们才能更快地找到解决问题的方法。

新药研发领域的国际合作正如火如荼地展开。例如，在新冠病毒疫苗的研发过程中，多个国家和科研机构联手攻关，通过共享数据、协作试验等方式，大大加速了疫苗的研发进度。这种跨国界的合作模式，不仅提高了研发效率，还降低了研发成本，为全球范围内的疫苗接种工作提供了有力支持。

除了疫苗研发，新药研发在抗击其他重大疾病方面也发挥着举足轻重的作用。例如，在癌症治疗领域，通过国际合作，科学家们已经开发出了多种靶向药物和免疫疗法，为癌症患者带来了新的希望。这些成果的取得，离不开全球科研人员的共同努力和智慧碰撞。

全球健康的"共同目标"还体现在对新药研发质量的严格把控上。为了确保新药的安全性和有效性，各国药品监管机构都在加强合作，共同制定和执行国际药品标准和规范。这些标准和规范的实施，不仅保障了患者的用药安全，也促进了新药研发行业的健康发展。

当然，新药研发的道路并非一帆风顺。在这个过程中，我们需要面对技术难题、资金短缺、市场风险等诸多挑战。但正是这些挑战，激发了科研人员的创新精神和合作意识。他们像探险家一样，在未知的科学领域中不断探索和前行，为人类的健康事业贡献着自己的力量。

全球健康的"共同目标"不仅仅是一个口号或理念，它已经深深植根于新药研发的每一个环节之中。从实验室研究到临床试验，从药品生产到市场推广，每一个环节都凝聚着全球科研人员和医药工作者的共同心血和智慧。他们的努力，让我们看到了战胜疾病的希望，也让我们更加坚信"携手共进，共创健康未来"不是一句空话，而是一个切实可行的目标。

为了实现这一目标，我们需要进一步加强国际合作与交流，推动新药研发技术的不断创新与发展。同时，我们还需要加强对新药研发质量的监管与控制，确保每一款新药都能够为患者带来实实在在的好处。此外，我们还需要提高公众对新药研发的认知与理解，让更多的人参与到这一伟大事业中来。

新药研发不仅是医学领域的进步与突破，更是全球健康的共同追求与梦想。在这个追求中，每一个人都是参与者、贡献者和受益者。让我们携手共进，以开放、包容、合作的精神，推动新药研发事业的不断发展与进步。相信在不久的将来，我们一定能够战胜各种疾病挑战，共同创造一个更加健康、美好的未来！

除了上述的合作与努力，全球健康的"共同目标"还需要我们关注一些关键问题。首先是公平性问题。新药研发成果应该惠及全球人民，而不应成为某些国家或地区的特权。因此，我们需要推动国际间的知识产权合作，确保新药技术能够在全球范围内得到合理分享和利用。

其次，我们还需要关注新药研发过程中的伦理问题。在追求科学进步的同时，我们不能忽视对受试者权益的保护，以及对动物实验的合理规范。通过建立国际伦理准则和监管机制，我们可以确保新药研发在遵循伦理原则的基础上进行。

此外，新药研发的可持续性也是全球健康"共同目标"中的重要一环。随着环境问题的日益突出，我们需要在研发过程中充分考虑环保因素，推动绿色制药技术的发展。这不仅可以降低新药研发对环境的影响，还有助于提高制药行业的整体形象和竞争力。

在追求全球健康的"共同目标"过程中，我们还要认识到文化和地域差异对新药研发的影响。不同国家和地区的人们在疾病谱、用药习惯和医疗资源分布等方面存在差异。因此，新药研发需要充分考虑这些差异，以确保新药在不同文化和地域背景下都能发挥最佳疗效。

为了实现全球健康的"共同目标"，各国政府、科研机构、医药企业和公众都需要积极参与并发挥作用。政府应加大对新药研发的投入和支持力度，推动国际合作与交流；科研机构应加强基础研究和应用研究，为新药研发提供源源不断的创新动力；医药企业应承担起社会责任，确保新药的质量和安全；公众则应提高健康意识，积极参与新药研发的科普宣传和临床试验等活动。

总之，全球健康的"共同目标"是一个宏伟而富有挑战性的愿景。通过新药研发这一重要途径，我们可以携手共进，共创健康未来。在这个过程中，我们需要不断克服困难、迎接挑战，以坚定的信念和执着的努力推动医学领域的进步与发展。相信在全球各方的共同努力下，我们一定能够实现这一伟大目标，为全人类的健康与福祉做出更大的贡献！

参考文献

[1] 郑明月，蒋华良. 高价值数据挖掘与人工智能技术加速创新药物研发[J]. 药学进展，2021.

[2] Sophie E. Kenny, Fiach Antaw, et al. Next-Generation molecular discovery: from bottom-up in vivo and in vitro approaches to in silico top-down approaches for therapeutics neogenesis[J]. Life, 2022.

[3] 刘琦. 人工智能与药物研发[J]. 第二军医大学学报，2018.

[4] 丁伯祥，胡健，王继芳. 人工智能在药物研发中的应用进展[J]. 山东化工，2019.

[5] 付安之. 用第一性原理做新药研发[J]. 张江科技评论，2023.

[6] Bandaru Hemanth Kumar, Shaik Farooq Ahmed. Steps in the process of new drug development[J]. Paripex Indian Journal of Research, 2021.

[7] Sang-Yun Lee, Hyungbin Hwang. Optimization of 3D-aggregated spheroid model (3D-ASM) for selecting high efficacy drugs[J]. Scientific Reports, 2022.

[8] 梁怡萧，潘建章，方群. 基于微流控技术的细胞水平高通量药物筛选系统的研究进展[J]. 色谱，2021.

[9] Dr. S. D. Sonawane, Dr. S. K. Bais. Novel drug design[J]. International Journal of Advanced Research in Science,

Communication and Technology, 2023.

[10] Wanessa Santana, S. S. D. de Oliveira. Exploring innovative leishmaniasis treatment: drug targets from pre-clinical to clinical findings[J]. Chemistry & Biodiversity, 2021.

[11] 朱丽萍，王心睿. 基于细胞模型的高通量筛选技术在药物研发中的应用进展 [J]. 中国现代应用药学，2021.

[12] K. Haraya, Haruka Tsutsui. Recent advances in translational pharmacokinetics and pharmacodynamics prediction of therapeutic antibodies using modeling and simulation[J]. Pharmaceuticals, 2022.

[13] 智会静，詹骁靖，李浩，等. 新药临床试验期间药物警戒和风险控制研究二：临床试验方案、研究者手册和知情同意书监管要求研究 [J]. 中国药事，2022.

[14] 杨建红，左晓春，智会静，等. 新药临床试验期间药物警戒和风险控制研究五：我国药物警戒和风险控制监管体系调研与结果分析 [J]. 中国药事，2022.

[15] 沈艳杰，吴奕卿. 临床试验期间不良事件管理的实践与思考 [J]. 中国药物警戒，2023.

[16] 左晓春，冯红云，智会静，等. 新药临床试验期间药物警戒和风险控制研究六：完善新药临床试验期间药物警戒和风险控制监管体系的建议 [J]. 中国药事，2022.

[17] 汪忠华，吴亦初，吴中山，等. 先进人工智能技术在新药研发中的应用 [J]. 化学进展，2023.